勇﨑賀雄

JN054777

「80歳の壁」を越えたければ足の親指を鍛えなさい

講談社+α新書

はじめに

精神科医の和田秀樹さんの『80歳の壁』（幻冬舎新書）がベストセラーになったことからもわかるように、人生１００年時代と言われるいま、「80歳の壁」を越え、元気に80代、90代を送ることが多くの人にとっての関心事であることは間違いないでしょう。

では、そのためにいちばん大切なことはなんでしょう？

私は、50年に及ぶ、からだの修業・探求とからだを実際に動かす実践指導の経験から、そのポイントは、何より足、とりわけ、親指の骨の強度にあると確信しています。足の親指さえしっかり鍛えておけば、足腰の弱さも、背骨のゆがみも気にならず、免疫力の大本《おおもと》である呼吸力も向上してきます。コロナ禍もなんのその、自由に動ける80代、90代に向かって、文字通り「元気に歩んでいける」ようになるのです。

一方、足の親指の骨の強度が落ち、動けなくなってくるとどんなことが起こるのでしょうか？

第一章の冒頭では、あなたの現在の足の親指の状態をチェックするテストをしてもらいますが、そこで思っていたほど動けなかった人は、そのままにしているとどうなるでしょうか？　近年、高齢者（65歳以上）の転倒事故や転倒で亡くなる人が増えています（2018年、東京都では5万8368人の高齢者を転倒のため救急搬送、これは高齢者の事故の約8割。また全国の2021年の転倒による高齢者の死者は9509人と、2009年の5465人と比べても大幅に増加〈公益財団法人長寿科学振興財団「健康長寿ネット」などより〉）。

それに伴い、転倒によって要介護になる人、寝たきりになってしまう人も増えています。幸い転倒にはいたらないものの、自分のからだを自分で自由に動かせなくなったことで外出がおっくうになって、それが原因で健康を損ねる人もいます。まさに百害あって一利なし。そしてそうしたことの原因の大本を握っているのが足の親指の骨なのです。

本書ではその足の親指（の骨）の鍛え方をできる限り簡潔に、実践的にまとめました。ひとまず1～2週間で誰でも「歩き方、姿勢が全く変わる」という目標を設定しました。歩き方、姿勢が変わると、10歳、20歳は若く見えます。

もちろん、からだを丸ごと、しかも本格的に変革しようというのですから、キリッとした緊張感をある期間継続しなければなりません。これは魔法の薬を飲む方法でも、安易なサプリに頼る方法でもありませんので、さすがに3日でというわけにはいきません。

また、誰でもできると言った以上、第一段階のプロセスでうまくいかなかった人にも、二段階目でうまくいかなかった人にも、敗者復活戦のように、第三、第四の補助プロセスを用意しました。もちろん何事であれ成就するには最低限のやる気とねばり（根気）が必要になります。からだのケアと管理は、最終的には人生と同じで「自分もち」「自己責任」なのですから。


本書の構成について触れておきます。まず序章で足の親指の大切さについてのいくつかのエピソードを紹介しています。そして第一章でいちばん大切な実践。現在のあなたの足の親指の状態をチェックする7つのテストをやってもらってから、それぞれのからだの状態に合った実際のエクササイズについて図解しています。

いちばん大切なのは実践だといっても、正しい知識を身に付けておくこともとても重要です。実践する時の武器にもなります。そこで第二章にエクササイズの根拠となる理論を書きました。はじめは流し読み程度で結構です。第三章、第四章は、どこから読んでいただいてもかまいません。読みやすそうな所、興味が持てそうな所から自由に読んでください。また、いちばん込み入った、総合的、理論的、哲学的な内容はコラムとして書き加えました。関心がある所があれば目を通すぐらいの気持ちで気軽に読んでください。あるいは、実践でからだが変わってきたと実感した時点で読んでいただくと、さらに理解が深まるかと思います。

からだを動かすことと、そうしたことを頭で理解することとは、本来は別のことです。からだを動かすことと、感じること、考えることがうまく交流してくれれば著者として、これ以上の喜びはありません。

最後にひとこと。「加齢」「年を取る」こと（エイジング〈aging〉）と、「老いる」「からだの機能が衰える」「からだが動かなくなる」ことは決してイコールではありません。年を取っても元気で健康なからだ（aged but young healthy body）を獲得することは可能なのです。動かないからといってあきらめる必要もありません。正しいケアをすれば、自然に回復する力が人のからだには備わっているのですから。

目次

はじめに　3

序章　80歳の壁を元気に越えるには？

足の親指の大切さ　14
「カカト落とし」はダメ！　16
イチロー選手の秘密兵器　19
子供と幽霊ゆび　21
デイサービス「金のまり」の奇跡　23
どうやって100歳の人がジャンプできるようになったのか　25
「足回り」が大切なのは車も人間も一緒　28
人間のからだは倒れやすい　30

第一章　親指を強化するエクササイズ

7つのチェック・テスト　34
3つのランク分け　41
Aランク判定の人　42
Bランク判定の人　43
Cランク判定の人　43
コラム[1]　足のエクササイズを始める前に　44
①　足の親指を強くするエクササイズⅠ　47
補助エクササイズ①　52
コラム[2]　足の骨のアーチの大切さ　53
②　足の親指を強くするエクササイズⅡ　55
補助エクササイズ②　60
補助エクササイズ③　61
③　椅子に坐っての親指の強化法（①②の補習）　62

補助エクササイズ④　66
④　足の骨の３要素を連動させるエクササイズⅠ　68
⑤　足の骨の３要素を連動させるエクササイズⅡ　71
補助エクササイズ⑤　76
補助エクササイズ⑥　77
⑥　歩きながらエクササイズ　78
補助エクササイズ⑦　81

第二章　なぜ足の親指が大切なのか

直立二足歩行の神秘　84
垂直な姿勢が人間の基本　87
テコと振り子の原理でからだを動かす　90
バレエのトウシューズの秘密　92
スパニッシュダンスに見る強い足　95
コラム③　生命エネルギー・呼吸・氣　97

歩く時の重心移動　100
人間の手足は魚のヒレから進化した　105

第三章　足の親指から見る文化

人間は走るために生まれた　110
ダンスと音楽と足の指　112
喜劇スターと足　114
モハメド・アリのフットワーク　117
究極のダンサー　120
人類最強の走る民族　122
人はなぜ走るのか　125
コラム4　スケルトンキーズ　127
柔道金メダリスト阿部一二三選手の「たこ足」　130
メッシのラストパス　133

第四章　足の指の話いろいろ

湯川れい子さんが失神した足の親指の痛み　138
天才・西野皓三の編み出した「足の裏から吸う」呼吸法　140
82歳のパーキンソン病の女性がスタスタ歩いた　143
女性の素足　146
コラム5　身体哲学とは　149
自動車の「足回り」と足のクッション　152
下駄の響き　154
スポーツシューズに気をつけろ！　156
足のことば　159
一日5分、正坐の効用　161
とっておきのエクササイズ　164
コラム6　脳は身体のためにはたらいているのだ　168

おわりに　171

エクササイズ・イラスト　ヤマサキ　ミノリ
参照イラスト　渡辺恵美
写真　ゲッティ・イメージズ

序章　80歳の壁を元気に越えるには？

足の親指の大切さ

人間は二足で直立に立ち、歩き回る（直立二足歩行）という他の動物にない奇妙な姿勢で生活しています。21世紀に入って人類学が盛んになり、この「人類がなぜ直立二足歩行をするか」ということが、あらためて大きな問題になっています。しかし、ここではその人類の直立二足歩行のWhy「なぜ」、How「どのようにして」立ったのかという問題はひとまず置いておいて、What's the point?「直立二足歩行で何が問題なのか」という問いに対し、確実に言えそうなこと（答え）から入ります。

この人間の不思議な姿勢を支えているのは何でしょうか。答えは2つです。ひとつは背骨という軸であり、もうひとつはからだ全体の体重からいえばとても小さな部位、足の親指の骨なのです。「はじめに」でも触れたように私は長年の経験から、人間のからだの姿勢を支える究極のポイント（部位）が、足の指の骨、端的にいえば親指（第一趾）の骨だということをつきとめました。この足の親指の骨を調整すれば、背骨の形も自然に整い、姿勢もよくなります。

解剖学的な裏付けの話を少しだけ付け加えます。図①をご覧ください。足の親指は、となりの第二趾、第三趾と比べると明らかに太いのです。幅で見るとおよそ3倍、体積（大きさ）でいえば3の2乗、つまり9倍の大きさです。

これはつまり、足（の裏）にかかる重さのほぼ8割を親指1本の骨（正確には親指に連なる5つの骨）だけで支えているということなのです。

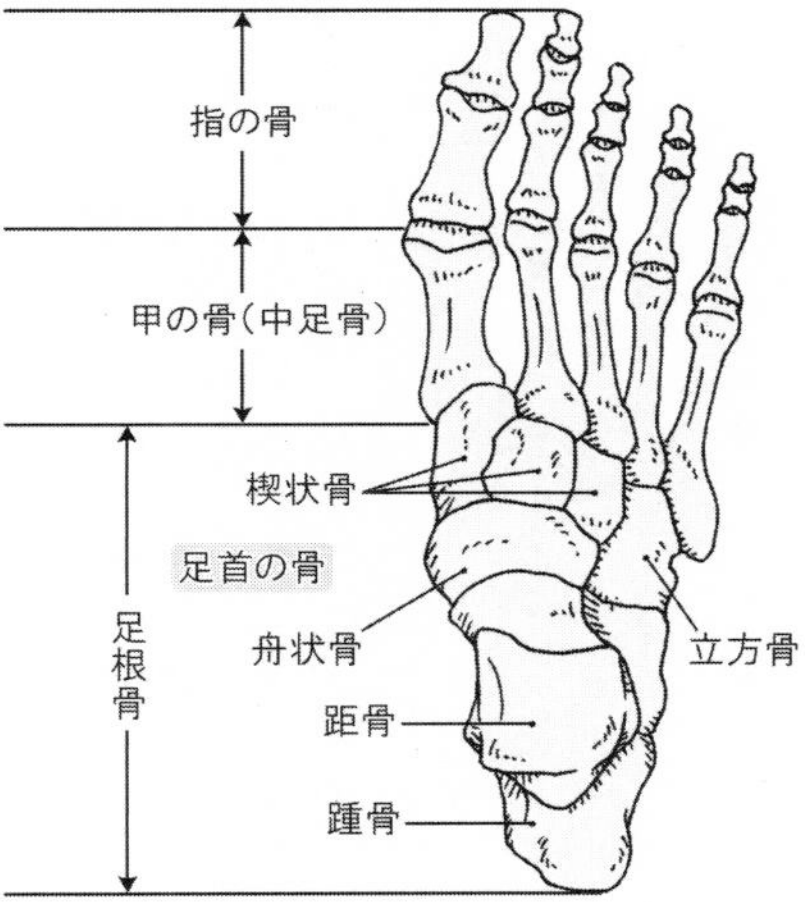

図①

からだの重さはカカトで支えていると思っている人が非常に多いので、ここでカカトの働きについて説明しておきます。次ページの図②を見てください。カカトはシカやイヌの足で確認してみると明らかなように、足のかなり高い位置に浮いた状態にある一種の「重り」つまり「はずみ車の重り」のようなものなのです。したがって体重がすべてそこにかかっているわけではありません。からだの重さは実際は、親指に連なる骨と関節（指節間関節）で支えている

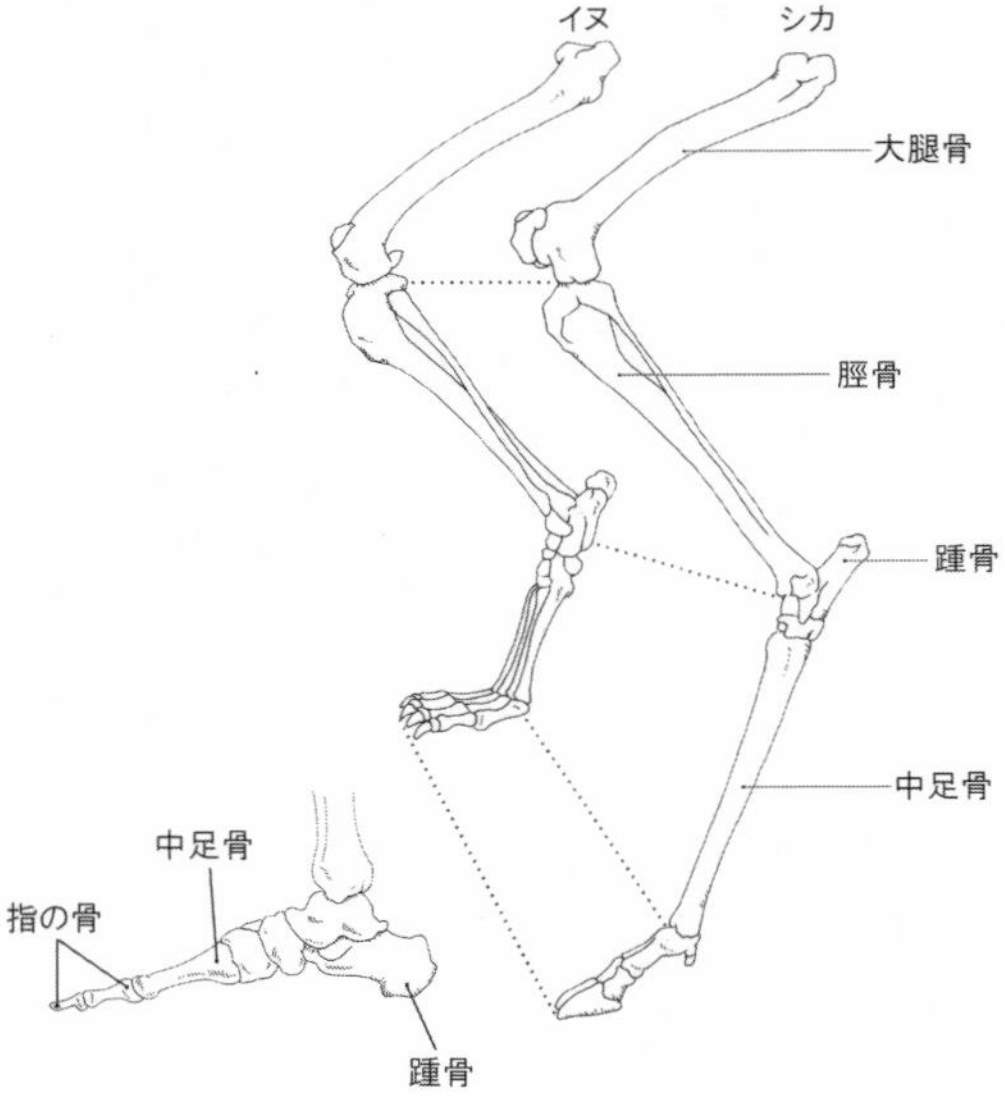

図②

のです。カカトは地面に常についているわけではないのです。

「カカト落とし」はダメ！

最近、足の骨の強化法として医師がすすめる「カカト落とし」というのが流行っています。普通の人は、医師がからだのことを言うとすぐに信用してしまいます。でも、医師は本や論文を読んでたくさんの知識を得ますが、自分で実践して確かめる人はほとんどいません。

以前、本が売れて評判になったある医師がテレビのスタジオで

「これが正しい歩き方です」と実演してみせたことがありました。すると、出演していたあるタレントが、「でも先生の歩き方は、かっこ悪いですね！」と言ったのです。実際私から見ても、その医師の歩き方は「正しい」どころか、油のきれたロボットのようなぎこちないものでした。

もちろん見識のある立派な医師もいます。しかし、医師がからだのことを何でも知っているわけではないし、いわんや、実際に上手に動かせるわけでもないのです。

私は実践的な現場でたたき上げた骨のプロとしてここではっきり言いますが、「カカト落とし」は間違った骨の強化法です。骨を強くするどころか、骨を痛めてしまう可能性の方が高いのです。そもそも、骨にはカカトの骨のように柔らかい海綿骨《かいめんこつ》（spongy bone）と、指の骨のように硬い緻密骨《ちみつこつ》（compact bone）とがありますが、この基本的な骨の違いも知らないで、骨を強くする方法として「カカト落とし」をすすめて柔らかいカカトをゴンゴンと床に叩きつけたら、骨を強くするどころか骨は内側から障害を起こしてしまいます。カカトの骨はスポンジの骨（spongy bone）なのです。

違う例で説明すれば東アフリカなど靴文化の発達していない国の子供たちはいまでも裸足で生活していますが、彼らはみなカカトを浮かして走ったり歩いたりしています。カカトを大地につけて、石や岩でゴツゴツしているでこぼこ道を歩いたら、すぐにカカトを痛めてしまうのです。足の重さを支えているのはカカトではなく親指の骨と指節間関節だということは、専門家と称している人も含めて多くの人が知らないことなので、ここでは強く主張しておきたいと思います。

2000年には、3000年前の古代エジプト時代の精巧な親指の義足がミイラにはめられた姿で発見されました。ミイラの主の本来の親指は壊疽《えそ》のために失われたと推定されていますが、歩行のため、木と皮で親指の義足がつくられたと考えられています。歩くために親指がいかに大切かは古代のエジプト人も知っていたということでしょう。

また、アメリカの32代大統領F・ルーズベルトは4期大統領を務めました（現在は法律で2期までと定められています）が、39歳でポリオを発病し、晩年は車椅子の生活を余儀なくされました。これはほとんど知られていないことですが、彼は生涯足のリハビリ、特に親指の強化に努力しました。彼は第二次世界大戦の指揮や日々の激務とは別にいちばんの苦労は足のリハビリで親指を鍛えることだったと語っています。ルーズベルトは親指を強化することが背筋を伸ばし、氣《き》を充実させるのだということを知っていたのです。

イチロー選手の秘密兵器

ＮＨＫの総合テレビに「プロフェッショナル　仕事の流儀」という人気番組があります。イチロー選手がまだ現役で華々しく活躍している頃、「プロフェッショナル特番」としてイチロー選手が取り上げられました。

その番組の〝目玉〟が「イチローの秘密兵器」でした。おそらく視聴者の多くが期待に胸をふくらませて、テレビの前にかじりついていたことと思います。

司会を務める好奇心旺盛な脳科学者・茂木健一郎さんも、何が出てくるかと固唾を呑んでイチロー選手が遠征中にいつも持ち歩いているというトランクが開けられるのをじっと待っていたのです。

そして出てきたのはなんと、デパートなどどこでも売っている「携帯用の足裏マッサージ器」でした。茂木さんにとってそれは、期待外れのものだったのでしょう。あからさまに、「なんだ！」という顔をしました。一緒にいた住吉美紀アナウンサーもポカンとしているように映りました。

その２人の反応を見て、イチロー選手はちょっと本気で怒りをあらわにしたように見えました。「せっかく秘密兵器を見せてあげたのに。何ですかその反応は！」というところだったのでしょう。

イチロー選手は自己演出に凝るタイプで、簡単には自分の練習の極意を見せたり、解説したりしません。「秘密がわかると面白くないでしょう」といろいろなところで話しています。しかし、この時は本気で秘密兵器を公開したのです。走攻守すべてがそろい、すべての練習にとって軽快に走ることが一番のからだの基本だと考えているイチロー選手にとって試合後の毎日の足（の裏）の調整は限りなく大切なことだったのです。

ところが、このプロ中のプロにとって最も大切な、しかしあまりに素朴なからだの調整、それも、からだの一番の急所中の急所の調整が、脳科学者といえどもからだと運動の素人である茂木さんには「あれ!?」という腰砕けに近い感じを与えたのでしょう。

そのことは、多くの視聴者にしてもほぼ同じだったのではないでしょうか。しかし、ここに本当のからだの「素朴さ」と「神秘さ」が隠されているのです。からだの調整のプロを自負する私は、このイチロー選手の足の裏の素朴な日々の調整法こそが、彼のたぐいまれな才能を長い間維持できた「極意」だったに違いないと断言します。

子供と幽霊ゆび

幼稚園関係者の人々から「近頃の子供はよく転ぶ」ということが聞かれて久しいような気がします。そうした最近の子供たちの指は「浮きゆび」あるいは「幽霊ゆび」と呼ばれる状態になっていることが多いのです。足の指が地面から浮いているのです。

２０００年代はじめのことです。知人の紹介で東京・港区にある白金《しろかね》幼稚園の園長先生に興味深い話をうかがいました。私は幼児のからだの発達状態、特に骨の発達状況に関心があったのです。予想通り近年子供たちの運動能力の低下、具体的にいえば足の指の骨の弱さは無視できないものがありました。

白金幼稚園では老朽化した園の庭にある、すべり台やジャングルジムを新しく造り替えたそうですが、その時、新しいすべり台の階段の一段一段が低くなっていたことや、ジャングルジムの一段一段がやはり小さくなっているので驚いたと言っていました。従来のままのサイズだとひ弱になっている子供たちには危険だということで、業者が基本サイズを小さくしていたのです。

私の主宰する「からだの学校・湧氣塾《ゆうきじゅく》」は、品川区西五反田にあります。付近にはいくつも保育園があり、近くの公園ではほぼ午前中いっぱいは、園児たちが所狭しと走り回っています。園の保育士さんたちは若い人もいますが、だいたい見ているだけで子供たちのようには走れません。これはある意味当然なのですが、2歳から5歳くらいまでの育ち盛りの子供は、昼間はほとんど動きっぱなし。それが正常なからだの各器官の発達を促しているのです。しかし大人はとても子供たちの運動量にはついていけません。

こうした子供たちの走り回る様子を見ていると、都会の子供たちも元気によく動いているなと思いますが、3年程前、懇意にしていただいている鹿児島の冠嶽《かんむりだけ》の鎮國寺《ちんごくじ》に伺った帰りに、走り回っている地元の子供たちを見てちょっとビックリさせられたのです。

じつは私は、かつて本格的な行法を10年以上にわたり行いました。仏教修行としては異例のことですが、特定の宗門には入らずに、主に高野山で真言密教の修行を、永平寺で曹洞宗の、円覚寺では臨済宗の坐禅の修行も行いました。そんなこともあり、現在（2023年）高野山奥之院の維那《ゆいな》という真言宗第一の修行道場のトップである仁賀大善《にがだいぜん》師と親しくさせていただいており、さらに、その仁賀大善師の師であり、並々ならぬ智力をお持ちの鎮國寺の村井宏彰和尚とも十数年来親交を深めさせていただき、ほぼ毎年お参りに伺っているのです。

鎮國寺近くで見た子供たちに話を戻します。全力で走り、急停止し、反転し、また全力で走り回る彼らの姿は、都会でふだん見慣れている子供たちの動きとはまったく別物でした。コロナ禍でアウトドアの活動が見直されるようになりましたが、都会に住む子供たちもたまには野性味のある生活をしておかないと、ますます動けなくなってしまうのではないかと心配です。そして、ここでも動きの要点は足の指です。足の指が強くなければ急停止も急な反転もできないのです。

デイサービス「金のまり」の奇跡

２０１７年に『50歳からは「筋トレ」してはいけない　何歳でも動けるからだをつくる「骨呼吸エクササイズ」』（講談社＋α新書）という多少センセーショナルなタイトルの本を出しました。当時も今も「筋トレブーム」の渦中にある日本では何件かの反論とそれなりの理解者が現れました。

「歴史的に広く、深く、ものを考える」ことをモットーにして、身体哲学者を標榜している私としては、現在の「筋トレブーム」は、いずれからだの解明が進めば自然に是正されていく「現代の神話」のひとつと見なしていますので、ここではこの問題については多くを語りません。ただ世界的なジェロントロジー（老年学）の権威であるイタリア・サッサリ大学のジャンニ・ペスが長寿の島サルデーニャ島での20年にわたるフィールドワークを通して「長寿にいい運動は有酸素運動で、ウェイトトレーニング（筋トレ）は最悪です」と言っていることを紹介するだけに留めておきます。

さて、『50歳からは「筋トレ」してはいけない』を出版して間もなく、東京・練馬区でデイサービス「金のまり」を運営しているオーナー夫妻が私が主宰する湧氣塾に入塾してきました。

もともとオーナーのご両親が要介護になった際に、安心して預けられる施設がなかったので自分たちで開いた施設ですが、開設から十数年たち、オーナーのご主人は自身の仕事を辞め、本気で一から勉強して理想に近い介護施設を創ろうと苦労されてきたそうです。

そんなオーナー夫妻にとり、近年の最大の問題は、高齢の利用者さんたちの歩行能力を何とか回復、改善できないかということでした。いままで理学療法士やスポーツトレーナーと契約して歩行能力回復のリハビリを試みてはいたものの、期待した効果が出ずに悩んでいたところ、たまたま私の書いた本を読み、効果があるのか、まずは自分たちで実践してみようとお二人で入塾されたのです。

その後、私たちは金のまりの利用者さんの歩行回復プロジェクトに全面的に協力することになり、私の開発した「骨と呼吸の勇﨑メソッド」で体操をしてもらうことになりました。

体操嫌いの高齢者たちは、はじめは体操と聞いただけで嫌悪感をむき出しにしていましたが、1ヵ月、2ヵ月と成果が明らかに出るに従い、だんだん受け入れるようになりました。なにしろ体調が目に見えて改善されていくのです。

そこでのポイントも足の指の骨の強化です。そのために私の開発した直径5センチの山桜で作った木の球（湧氣球と名付けました）に乗る訓練をしてもらいました。そうして半年後には、当初は歩行がままならなかった80歳から100歳（当時最高年齢の方が100歳だったのです）の利用者たちが奇跡のようにジャンプできるようになったのです（「金のまり」の奇跡は『1分ポコポコ骨たたき体操――100歳でもジャンプができる！』（森千恕著、勇﨑賀雄監修、講談社）に詳しく出ていますので興味があれば読んでみてください）。

どうやって100歳の人がジャンプできるようになったのか

2022年夏には、金のまりの体操の時間は1時間になっています。5年前にはじめて湧氣塾の「骨と呼吸の勇崎メソッド」による体操を始めた時、利用者で体操を進んでやろうという人はほとんどいませんでした。

88歳で長く和菓子屋さんを経営してきたSさん（女性）は「もう私は死んでいくしかないんだから。なんでいまさら体操なんかやらなけりゃあいけないのよ」と言い、最初は体操への参加を拒否していました。そのSさんも私の一番弟子の森千恕《もりせんじょ》（「からだの学校・湧氣塾」校長）が上手にすすめるといつの間にか体操をするようになり、それにつれてからだも元気になっていきました。

また90歳のKさん（男性）はお医者さんでしたが、周りの人と一切口を利かずにいつも暗い顔をしていました。もちろん、最初は体操に参加しませんでした。それでも、森が「一緒に体操しましょう」と誘導すると、少しずつ体操をするようになりました。後で知ったのですが、脳梗塞を患った後、ろれつが回らなくなり思うようにしゃべれなくなっていたのです。それが体操を始めて数ヵ月すると、進んで体操に参加するようになりました。

からだを動かすと、からだが元気になってくるのが自分でもわかります。高齢であれ、脳梗塞の後遺症であれ、毎日からだを上手に動かすと、段々回復していきます。からだには生きている限り自然治癒力、つまり自分でからだを治そうとする回復・改善力が備わっているのです。

半年ほどするとKさんはニコニコしながら体操をするようになり、最初は「うにゃうにゃ」というように何を言っているのかわからなかったのが、明瞭な発音で話すようになってきました。さらに驚いたことに、冗談を交えて盛んにおしゃべりをするようになりました。こうしたからだや心の回復を引き出す方法もまた、足の指の骨を強化することがベースになっているのです。歩行困難者の高齢者がなぜ心身共に元気になるか、それは常に足の指の骨を使わせる方法だからです。

金のまりでも、他のデイサービスと同じように、利用者さんが椅子に坐って過ごす時間はかなり多いものでした。そのため、椅子に坐っている間もなるべく足を動かすように指導しています。

例えばその典型は、足のタッピングといい、床を足の裏、正確には指の付け根でトントンとたたくのです。この時大切なのは、足の裏を下に向けて打ち下ろすのではなく、むしろ足の指の骨がバネになって跳ね上がるようにタッピングするのです。音でいえばドンドンというより軽快なトントンという感じです。

足の裏の指の骨でトントンするタッピングと前述の湧氣球乗りで、足の指の骨はしっかり強化され、後は①足の指の骨、②足首の骨（距骨・踵骨《しょうこつ》）、③膝関節の連動で、タイミングさえ合わせれば①、②、③で自然にからだが浮くような上昇エネルギーが骨・関節の連動運動によって生じ、高齢者でも少し練習すれば、一切「筋トレ」はせずに誰でもジャンプができるよう元気が回復してくるのです。

「足回り」が大切なのは車も人間も一緒

近年、高齢者の自宅での転倒死亡事故が多発しています。「はじめに」でも触れましたが、日本では年間1万人近くの高齢者が転倒事故で亡くなっています。1990年代半ばまで交通事故での死亡者は毎年1万人超でした。車社会はもちろん人類に多大な恩恵をもたらしてきましたが、その裏側で大きな犠牲も生み出してきたのです。しかし、その後交通ルールの遵守、車自体の安全装置、すなわちブレーキやタイヤ、サスペンションなどの「足回り」の進化により、いまでは年間の交通事故死亡者は3000人を割っています。「足回り」が大切なのは車も人間も同じです。しかし私は、車の足回りは近年大きく向上してきたのに対し、日本人の「足回り」はむしろ低下しているのではないかと懸念しています。

そして転倒の危険性は死亡事故だけではありません。転倒によって寝たきりになったり、転倒によって外を歩きまわれなくなることで健康を害したり。高齢者のクオリティオブライフに大きな影響を与えるのです。

高齢者の転倒事故をなんとか減らさなければなりません。そのためにはまず、人間の「垂直姿勢」のあやうさを知ってもらうのと同時に、高齢者になると、どんなにからだが衰え、からだのバランスが悪くなるかということを知っていただきたいと思います。

長らくお茶の間の人気者だった欽ちゃん（萩本欽一さん）が自宅で階段から落ちて頭と腰を打ち、回復するまで大変だったというニュースは私にはとてもショックでした。

なぜなら、私が高校生の時、毎日、教室での一番の話題は前の夜のテレビでコント55号の欽ちゃんのやるアクロバティックな跳び蹴りやさまざまな身体的パフォーマンスだったからです。その運動神経抜群の欽ちゃんでも80歳を超えると自宅の階段から落ちるということなのです。

人間のからだは倒れやすい

私は2023年3月現在で73歳ですが、アメリカのメジャーリーグで第二の大谷翔平選手を目指そうという身長190センチ、体重100キロの21歳の若者を毎日からだを張って指導しています。しかし、あと10年ほど（欽ちゃんは私より8つ年上）すると、その私でも油断すると階段から落ちるかもしれません。それが加齢というからだの現実です。

そうした加齢という現実を乗り越える、足の指を強化する方法は第一章で詳しく解説しますが、ここでは人間のからだが、本来、物理的にいかに倒れやすいかということを少し詳しく説明しておきます。

人間の頭の重さは、体格差はありますが、およそ5キロぐらいだといわれています。私のからだを平均的なものとしてからだの各部分の体重比を概算してみます。私は身長172センチ、体重65キロですが、そのうちわけは、頭はおよそ5キロ、手・腕も1本やはり5キロくらい、足・肢はその倍のおよそ10キロずつでこれらを足すと35キロ。したがって、残りの胴体（胸・腹・腰）はおよそ30キロということになります。

こうしたパーツが組み合わさって人間のからだは成立しているのです。ちなみに解剖学では頭蓋骨と背骨を軸骨格（アクシャル・スケルトン）といい、四肢は付属肢骨格（アペンディキュラー・スケルトン）と分類します。いうまでもありませんが、私はふだん二本足で立っています。人間のからだのカサと重さがわかりやすいように言うと、私の頭と手・足をはずした直径20〜30センチ、高さ70〜80センチ、重さ30キロの縦長のほぼ円柱形の胴体の上に5キロ頭が載っている形を想像してください。この形と重さを考えただけでも直立した人間のからだはこのうえなく不安定な物体だということがわかると思います。

私の道場のメインの稽古場は40畳ほどの広さですが、そこに6畳大のウッド・カーペットが5枚敷いてあります。

このウッド・カーペットを運び入れた時のことです。業者が一本一本巻いた状態で運び入れてくれたのですが、6畳大の大きさのウッド・カーペットはそれぞれ30キロあるので、「移動させる時は2人で運んでください」と注意を受けました。そして、実際に稽古場に敷く前に、丸めた高さ180センチの筒状のウッド・カーペットを壁に立てかけておいたところ、それが何かのはずみで1本だけ突然倒れてしまったのです。私は隣の事務所にいたのですが、そのズドンというフロアー全体がゆれるような大きな地響きにおどろいて隣の部屋から飛び出しました。

つまり、高さ180センチ重さ30キロの円柱が倒れると、すさまじい音がするということなのです。30キロというのは人間でいえば相当軽い女性か、男性でいえば小学校高学年というところでしょう。それでも、垂直に立っている30キロの円柱形の物体が倒れるということは大変な衝撃を与えるものだということです。その衝撃は物体として外部に強い力を与えるだけではなく、内部にも、人間でいえば倒れた自分のからだ（内臓）にも強い衝撃を与えます。

だから、高齢者が転倒するということは、少し大げさに聞こえるかもしれませんが、すぐに命に係わる大変危険なことなのです。その人間のからだを転ばないように支えているのは、ほとんど100％足の骨であることをぜひ覚えておいていただきたいと思います。

第一章　親指を強化するエクササイズ

7つのチェック・テスト

エクササイズを始める前に、いまのあなたの足の指の状態をチェックする7つのテストを受けていただきたいと思います。

I　親指が第二指の下にきますか。

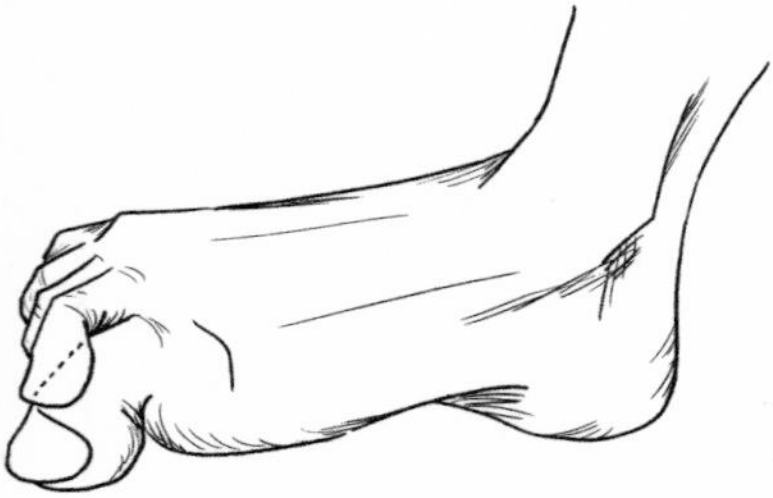

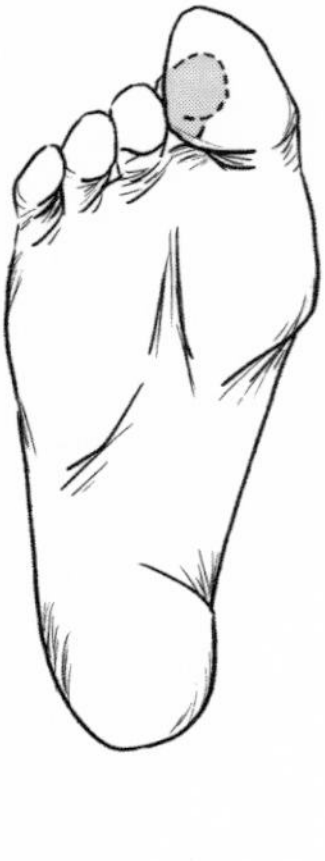

Ⅱ　足の裏が笹舟（竹細工のおしぼり載せ）になりますか。内側がくぼみますか。この形が「正しい土踏まず」を造るのです。

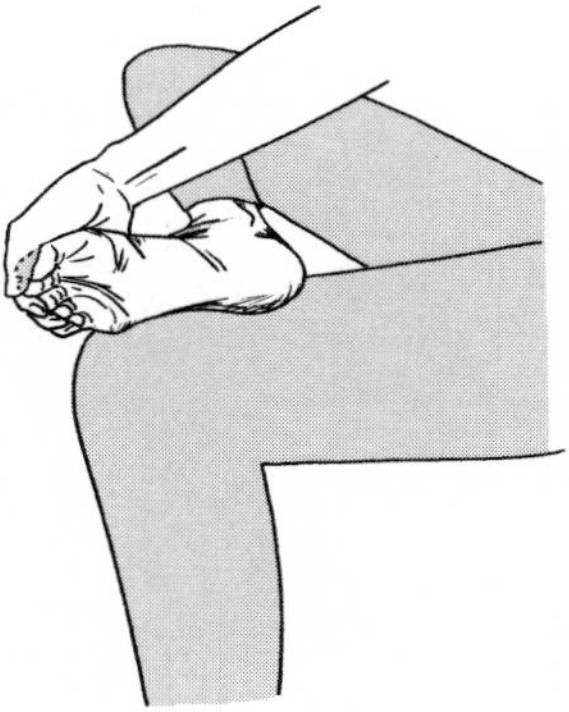

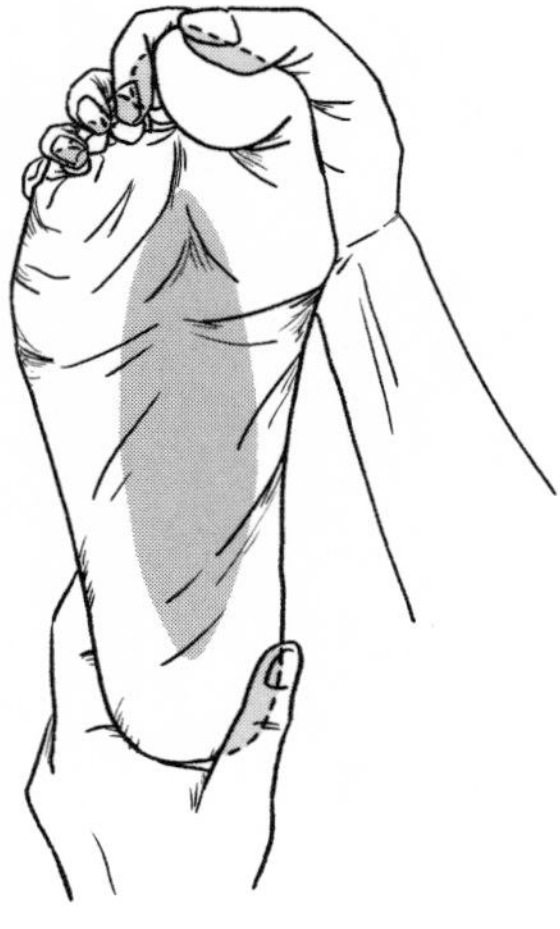

Ⅲ　バレエのトウシューズを履く時の足ができますか。爪先がまとまった形で内側に曲がることが、足の指の骨の大切な調整法になるのです。
立って行うのは難しいので椅子に坐って行ってください。

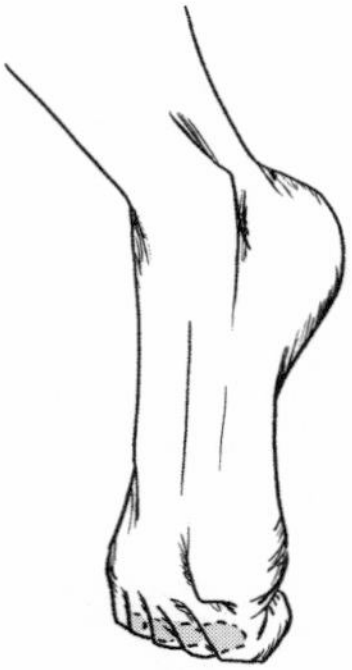

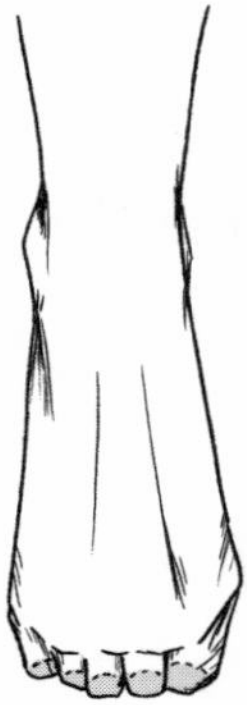

Ⅳ　親指が上に向けて上がりますか。下の図のように、手の指を使って曲げてもかまいません。親指の先が上に向くかどうかが大切です。

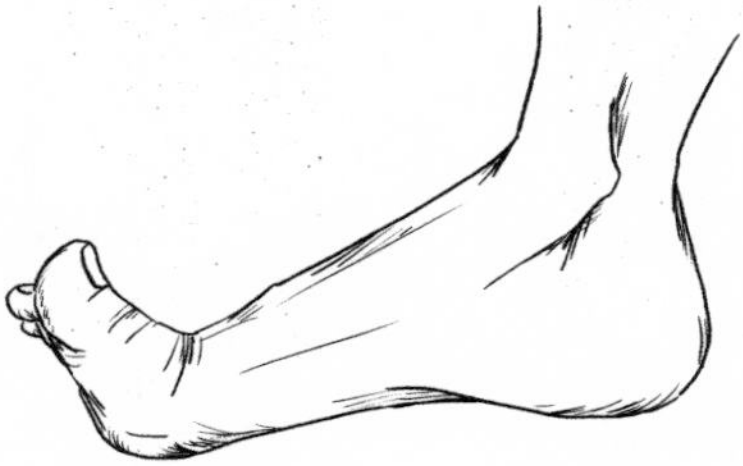

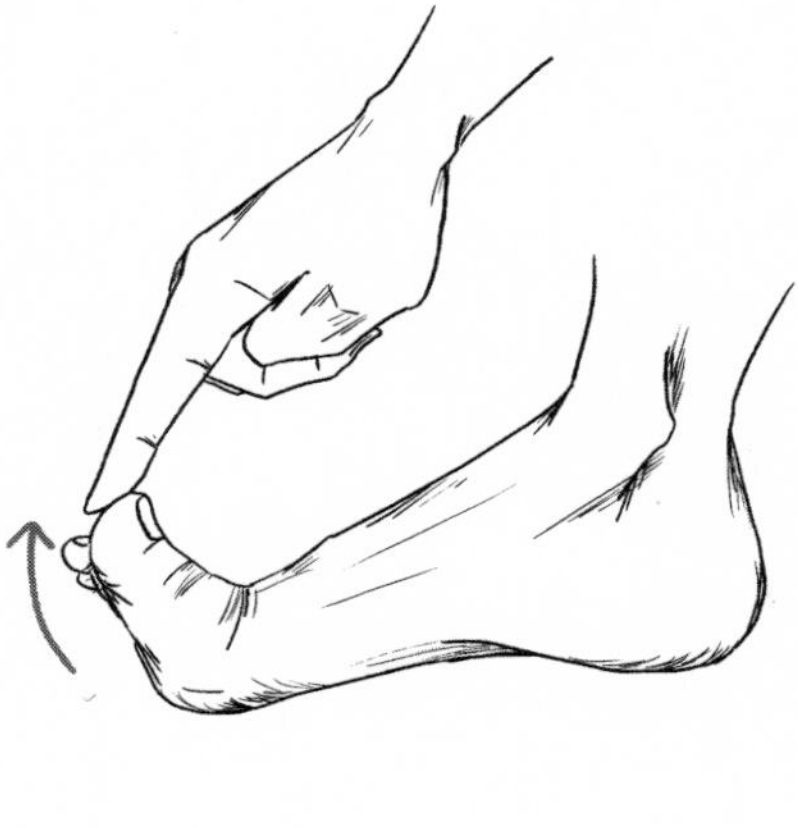

V　両足の裏をつけて親指と親指がつきますか。

まず、両方の足の裏がピタッと重なりますか。次に親指を上の図のように、内側に曲げて、親指の先がきちんとくっつきますか。こうすると足の裏（土踏まず）の形が整います。親指を内側に曲げた後は、下の図のように親指がきれいに開きますか。

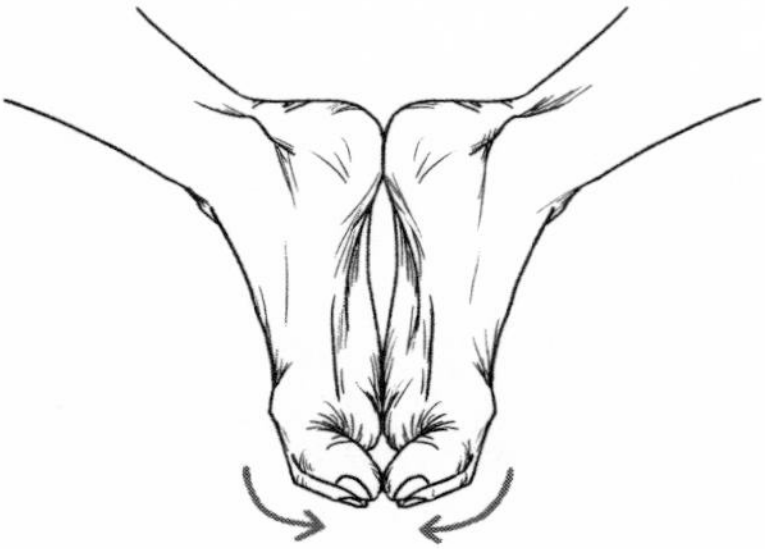

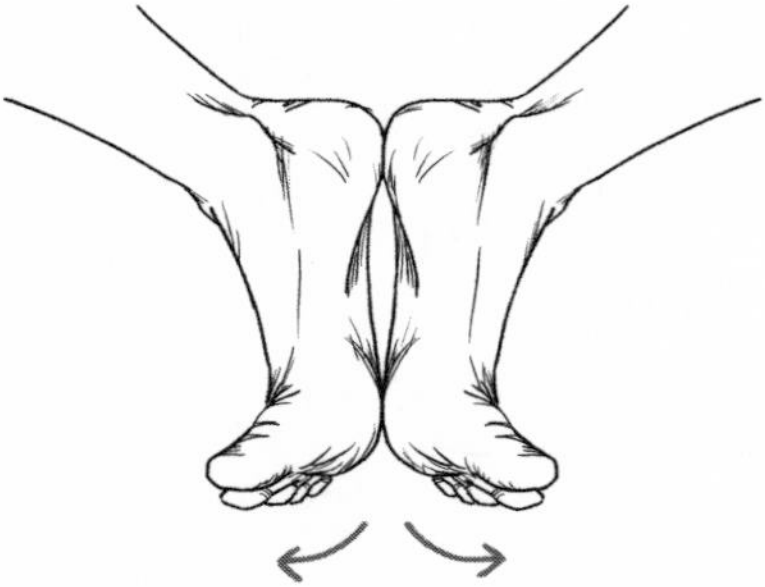

Ⅵ　開脚して椅子に坐って片足をもう一方の膝の上に持ち上げ、足の指を「ぞうきんしぼり」のようにひねることはできますか。上の図のように、手の親指を足の親指にかぶせて内側（親指側）にゆっくりねじります。この時、左手はカカトを支えています。次に下の図のように、右手は少し強めに内側にねじり、同時に左手もカカトを内側にねじります。ぞうきん絞りの要領です。足の裏に絞れたぞうきんのようなしわができますか。これで26ある足の骨全体（45ページ参照）の緩み具合がチェックできます。

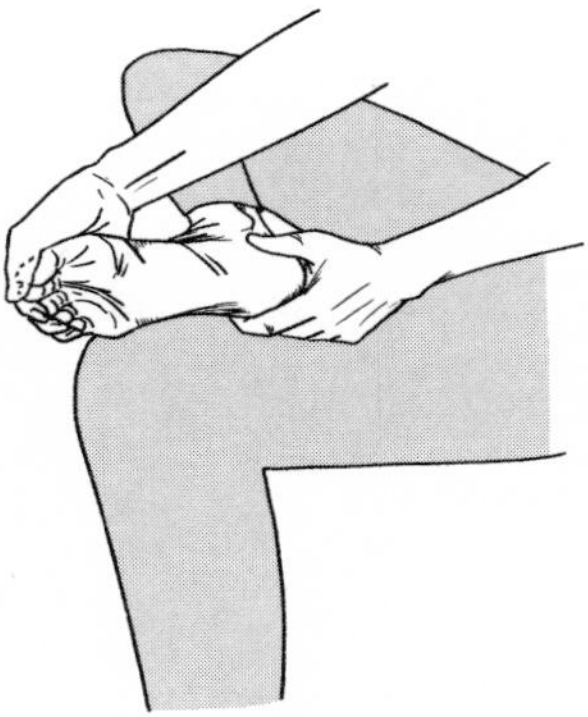

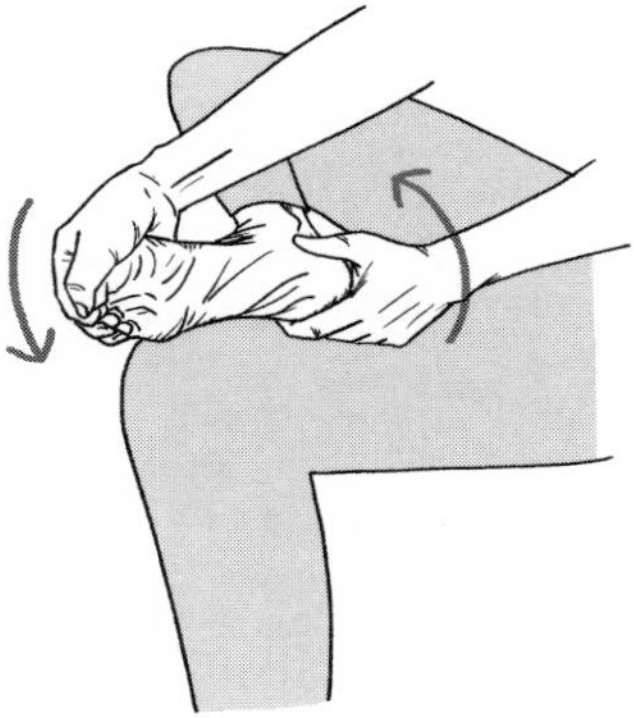

Ⅶ　足の裏を手の平（笹舟形にする）でたたいて、ポコポコといい音がしますか。

拍手をしていい音が出るのは、手の平（掌）のくぼみに音が反響するからです。この場合も原理は同じですが実際にやってみるとかなり難しいものです。まず足の裏は手の平のようにゆるめたり、くぼませたり自由にできません。しかも手と手と違い、手の平と足の裏は形が非対称なので、共鳴するように上手にたたかなければならないからです。足の骨の構造は手の骨に比べて立体的にできています。だから上手にたたけばよく響き、まるで鼓のようにいい音が出るようになります。

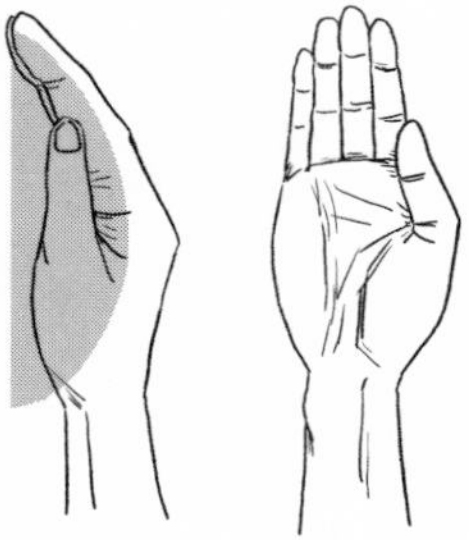

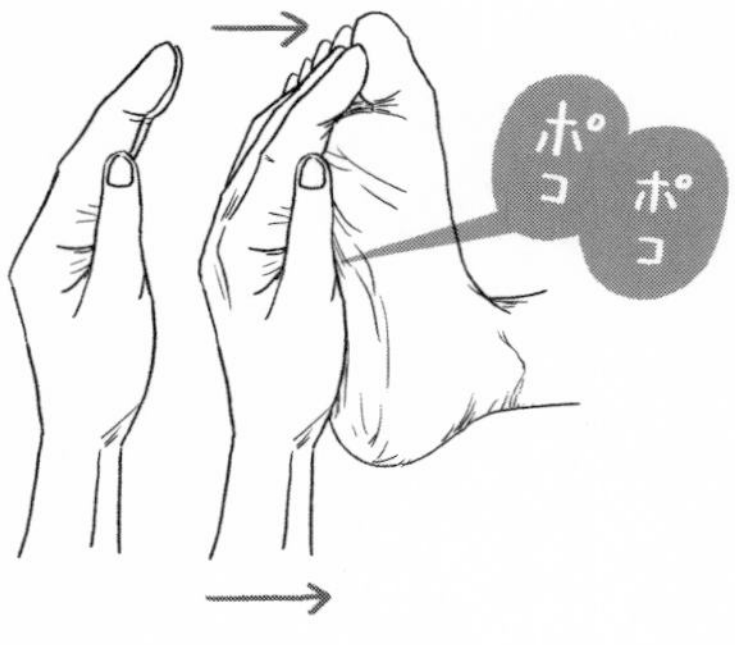

3つのランク分け

7つのテストはどうだったでしょうか？

結果により3つのランク分けをしています（詳しくは次ページをご覧ください）。

Aランクだった方は、いまのままの状態で80代までほぼ元気に生きていけます。しかし、70代から足腰の衰えは加速していきますので、これだけは忘れないで行ってくださいというメニューを用意してあります。

Bランクの方は60代、70代と年を重ねるにつれて、全身の衰えは隠しきれなくなりますので、日々、このエクササイズは欠かさないようにしてくださいというメニューを紹介してあります。

そしてCランクと判断された方。もうかなり危ない状態にあると自覚していただきたいと思います。いますぐにでも、毎日、指定したエクササイズを行わないと、いつ転倒事故を起こすかもわからない状態です。重篤なからだのゆがみが進行している恐れもあります。

Aランク判定の人

7つのテストで5つ以上できた人はAランクです。Ⅶでポコポコいい音を出すことはなかなか難しいですが、それ以外の6つのうち5つができればAランクです。

いまの状態が維持できれば、80代になっても元気に動けるでしょう。そこで、維持するためにも日々やっていただきたいエクササイズが左のものです。

まずエクササイズ①の「足の親指を強くするエクササイズ」、そして②の「足の親指を強くするエクササイズⅡ」です。①と②を毎日5回ずつ行ってください。また、それに付け加えておきたいエクササイズは、7つのテストⅦの足の裏ポコポコたたきです。これも毎日5回ずつやってください。

ここまでしたら一日5分程度でしょう。さらにできれば④、⑤、⑥のエクササイズも週に1回、ジムに通うようなつもりで5回ずつやってみることをおすすめします。おそらく全部やると30分程度かかるでしょう。でも、これを続けることで、歩き方、姿勢がどんどん変わることが実感できるでしょう。

Bランク判定の人

7つのテストのうち、4つクリアーした人はBランクです。

Bランクだった人は、最も基本であるエクササイズ①の「足の親指を強くするエクササイズⅠ」、②の「足の親指を強くするエクササイズⅡ」を毎日10回ずつ行ってください。それに加えて④の「足の3つの骨を連動させるエクササイズⅠ」を毎日5回ずつ行ってください。さらに、Aランクの人と同様に7つのテストⅦの足の裏ポコポコたたきにも毎日5回チャレンジしてください。プラスのおすすめはAランクの人と同じです。

Cランク判定の人

Cランクの人は7つのテストのうち、できたものが3つ以下の人です。このままでは元気に動けるからだを維持するどころか、いつ転倒事故にあってもおかしくない状態です。

Cランク判定が出た人は、基本のエクササイズ①と②を毎日10回ずつ、④と⑤は毎日ひとつずつでもよいので、10回やってください。

やるのとやらないのとでは大違いです。からだは化粧や服装と違ってごまかしがききません。本人が自分のからだの現状を知り、しっかり自己責任でケアするしかないのです。

ちなみにこの章で紹介するエクササイズは、序章で紹介した「金のまり」で、うまく歩けなくなっていた80代、90代の人たちに実際にやってもらって、効果が出ているエクササイズです。

コラム1　足のエクササイズを始める前に

足の親指のエクササイズを始める前に、足の骨がどういう構造で結びついていて、どういう原理で連動しているかについて簡単に説明しておきましょう。足の骨は26個で成り立っていて、それらは大きく3つのグループに分類されます。

先端から説明すると、まず指の骨は、基本的に1本につき3つの骨（末節骨、中節骨、基節骨）で成立しています。しかし親指だけは、強度を重視して他の指の骨より太い2つの骨（末節骨、基節骨）でできています。ですから指の骨は全部合わせると14本です。

次に足の甲の骨（中足骨）ですが、これはわかりやすく5本の指の骨にそれぞれつ

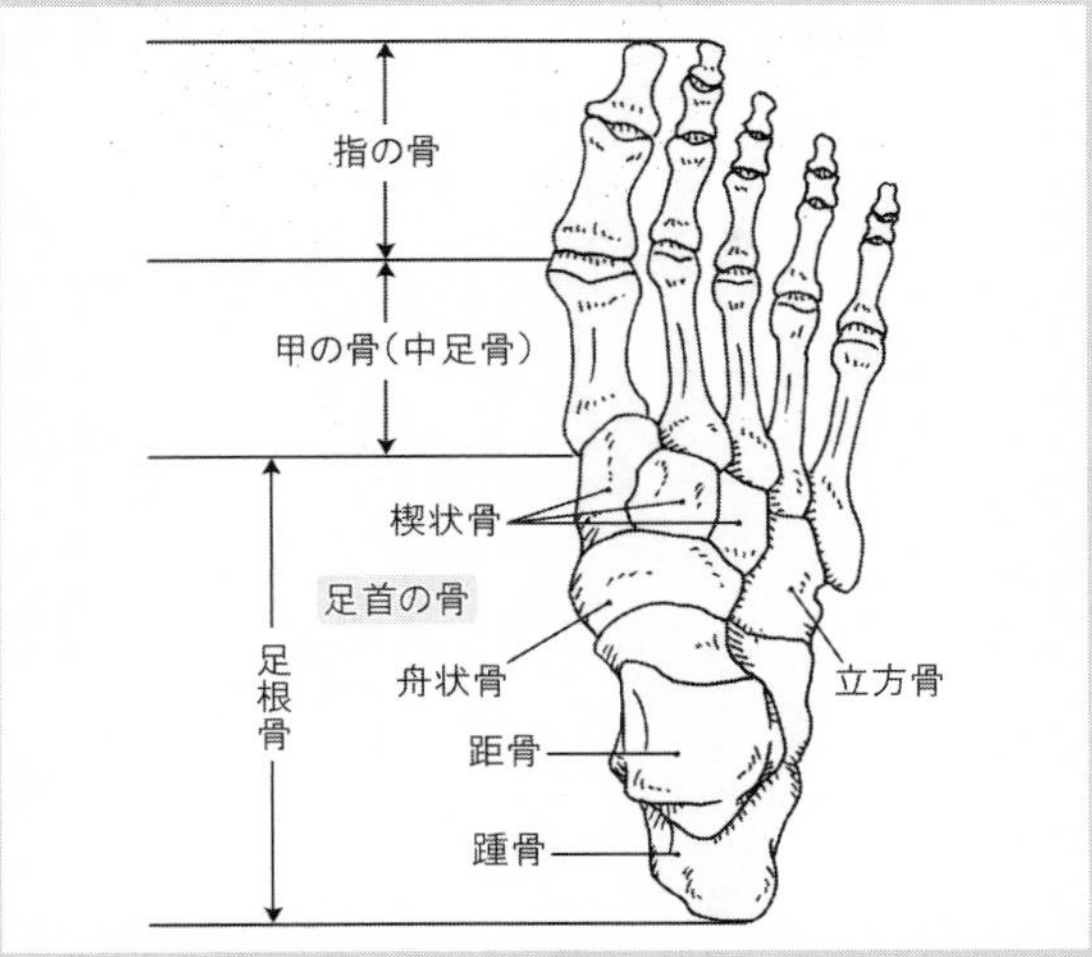

ながっているので5本です。
　最後に少し複雑な構造をしている足首の骨ですが、これは2つに分かれてカカトを造っている2つの骨（距骨、踵骨《しょうこつ》）と、足の甲の基盤を造っている5つの骨（3つの楔状骨《けつじょうこつ》、立方骨、舟状骨《しゅうじょうこつ》）からできています。この3グループ26個の骨が、次ページの図のように足首（距骨）を支点にした、親指とカカトのシーソーを逆さまにしたテコのような原理でできていると考えるとわかりやすいでしょう。
　この指の骨、足の甲（中足骨）、足首という3グループの足の骨が連動することがとても重要なのです。
　この足の骨の3つのグループを、本書で

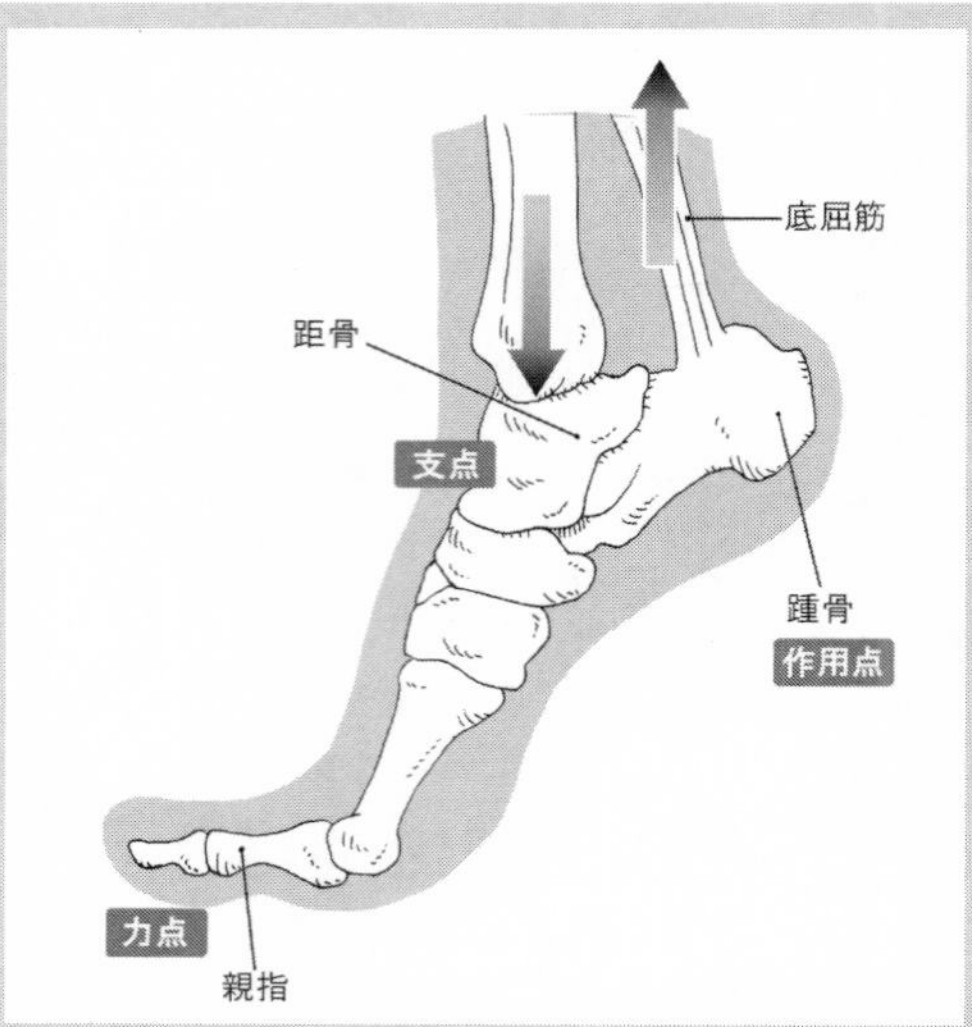

は「足の骨の3大構成要素（以降、「足の骨の3要素」）」と呼んで実践的に説明しています。

まず、親指の骨が象徴する指の骨、一般的に言えば爪先と言ってもいいでしょう。次にカカトの骨を少し機能的に広げて足首の骨（カカト・踵骨と距骨）とし、3つ目に足の甲（裏から見ると「土踏まず」）、厳密には中足骨に足の甲の基盤を造っている5つの足根骨（立方骨、舟状骨、3つの楔状骨）を加えているのです。

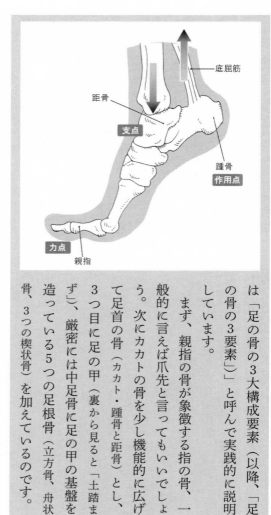

① 足の親指を強くするエクササイズⅠ

まず一番大切なことは、親指を下に向けることです。これだけで現代人の「幽霊ゆび」は解消します。

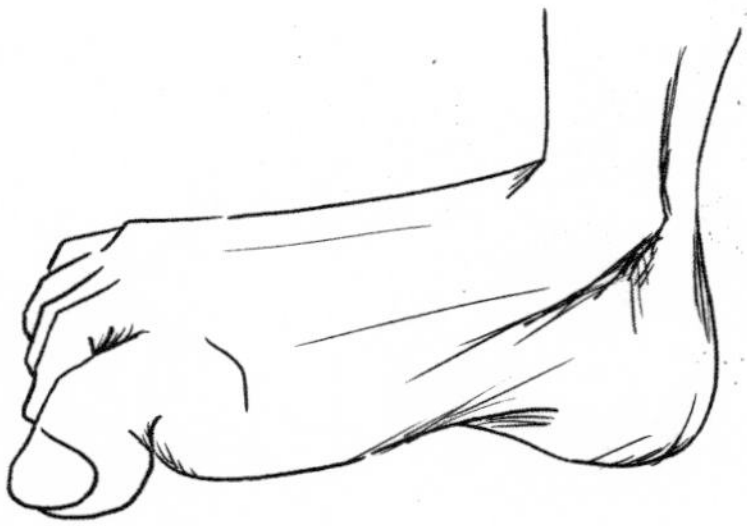

（1）立った状態でまず片足ずつ行います。しっかり親指を下に向けます。

ここで足の裏の骨の構造でもっとも重要な足の裏のアーチを造ります。

（2）次に親指を支点にしてカカトを上げます。この時、親指（の骨）だけで足の重さを支えられるようにします。

（3）最後に親指を支点にした状態でカカトを上下に動かします。

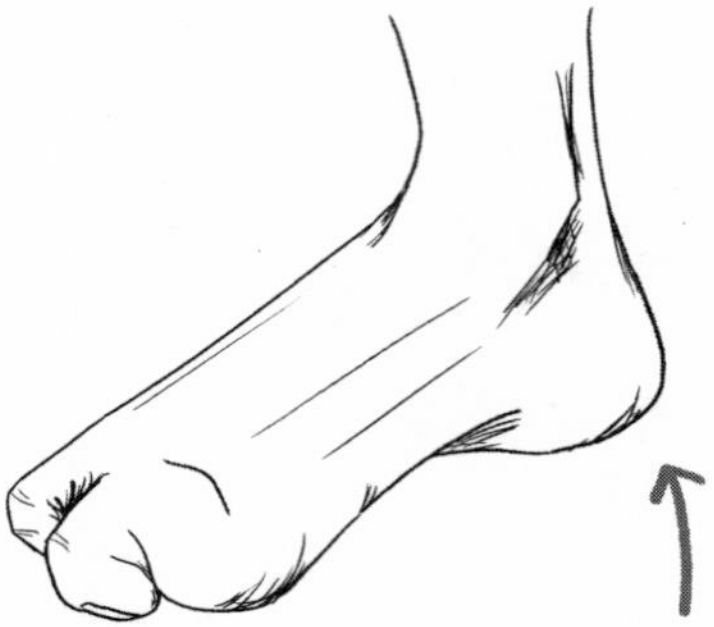

（4）今度は両足をそろえて左右交互に（1）（2）（3）を行います。

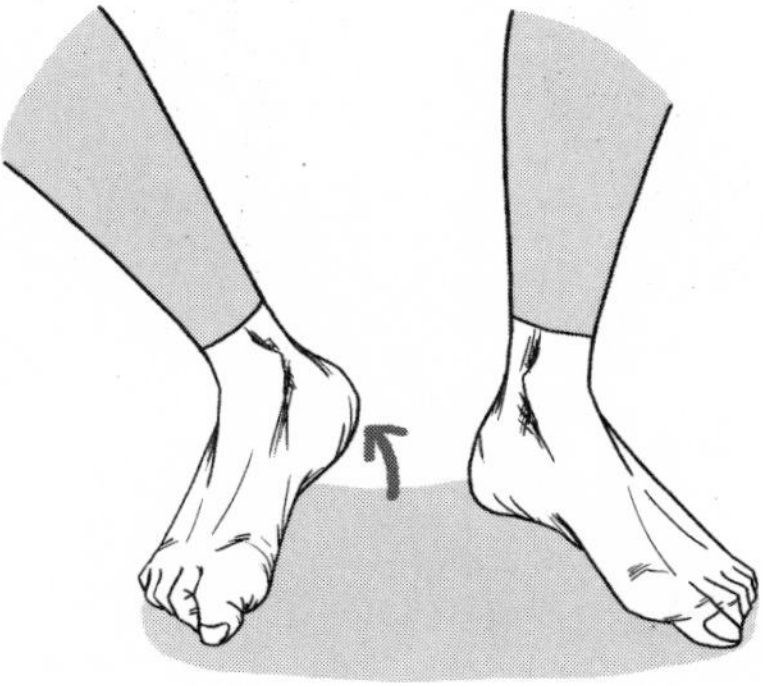

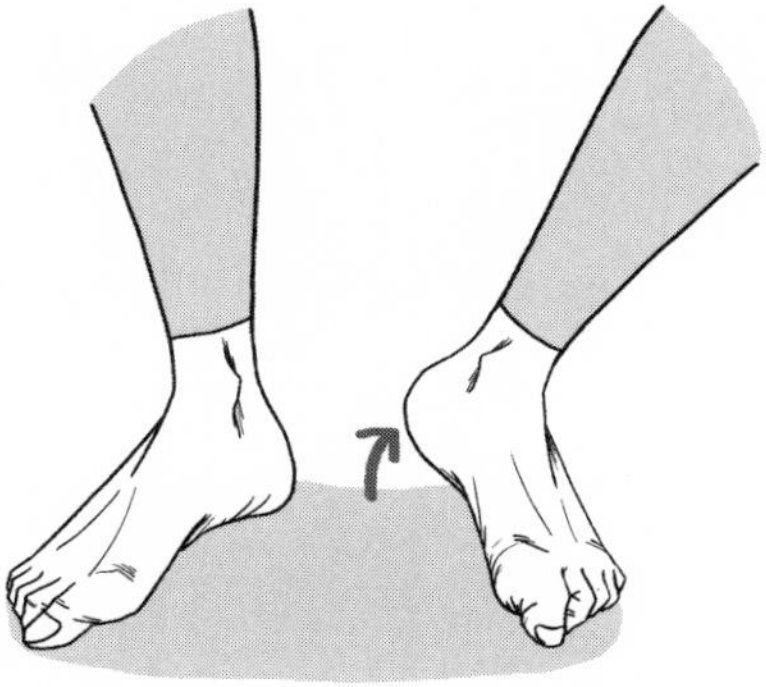

（5）次に両足をそろえて左右同時に（1）（2）（3）を行います。

（6）ラストです。軽くジャンプします。着地の時は親指から床につきます。この時親指が強くなっていることを確かめます。親指の感覚がつかめれば強靭な足はほぼ完成しています。

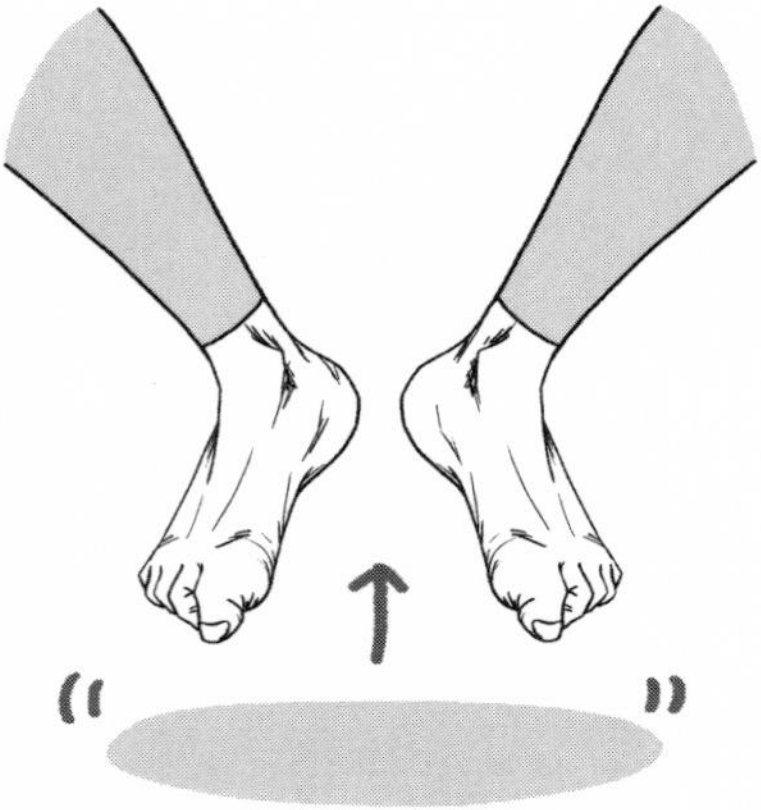

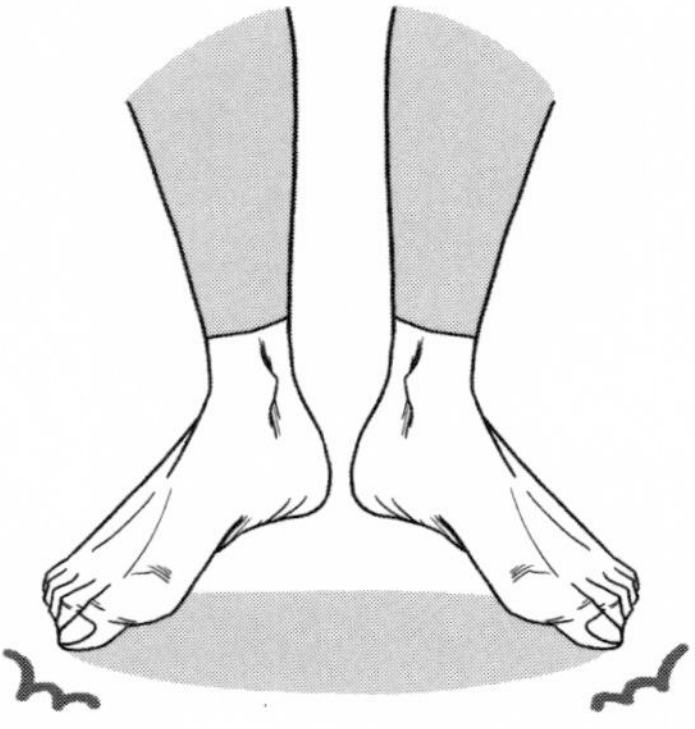

ここまでがまず、第一段階です。

確認① 親指の先がしっかり下に向きましたか？
親指の骨（2つの骨と2つの関節）の強度がカカトの上げ下げをしっかり支えていますか？

親指を中心とした指の骨と、それを支える母指球（足の親指の付け根にあるふくらみ）を中心とした指節間関節の強度が心配な人は、次の補助エクササイズをしてください。

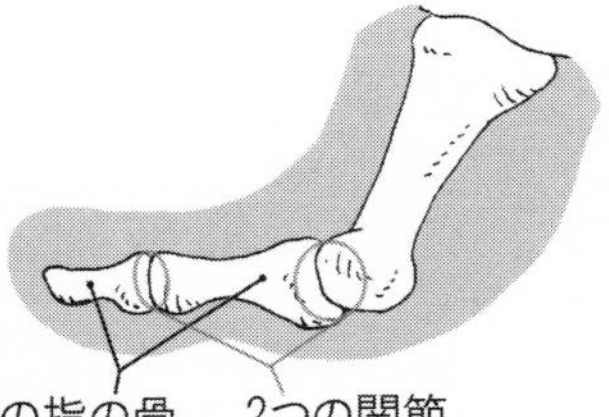

親指の２つの骨、２つの関節

補助エクササイズ①

図のように反対の手で（右足の場合は左手、左足の場合は右手）親指を下に曲げ、2つの関節をほぐすようによくもみます。

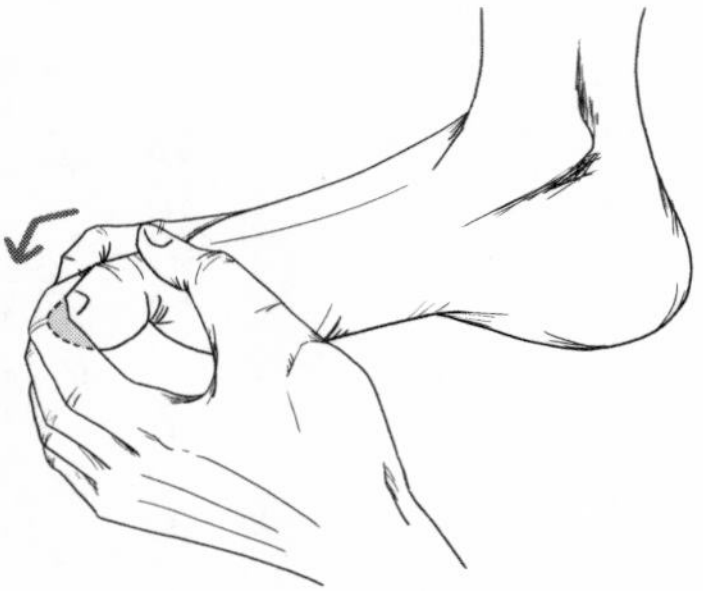

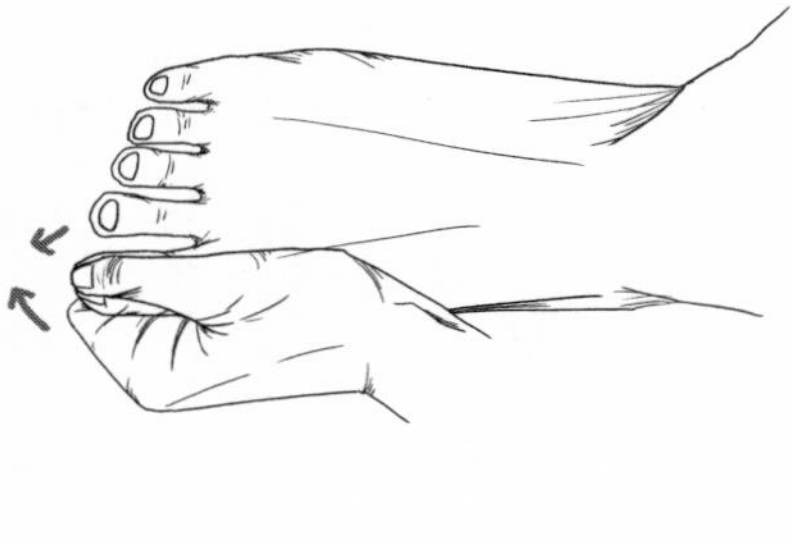

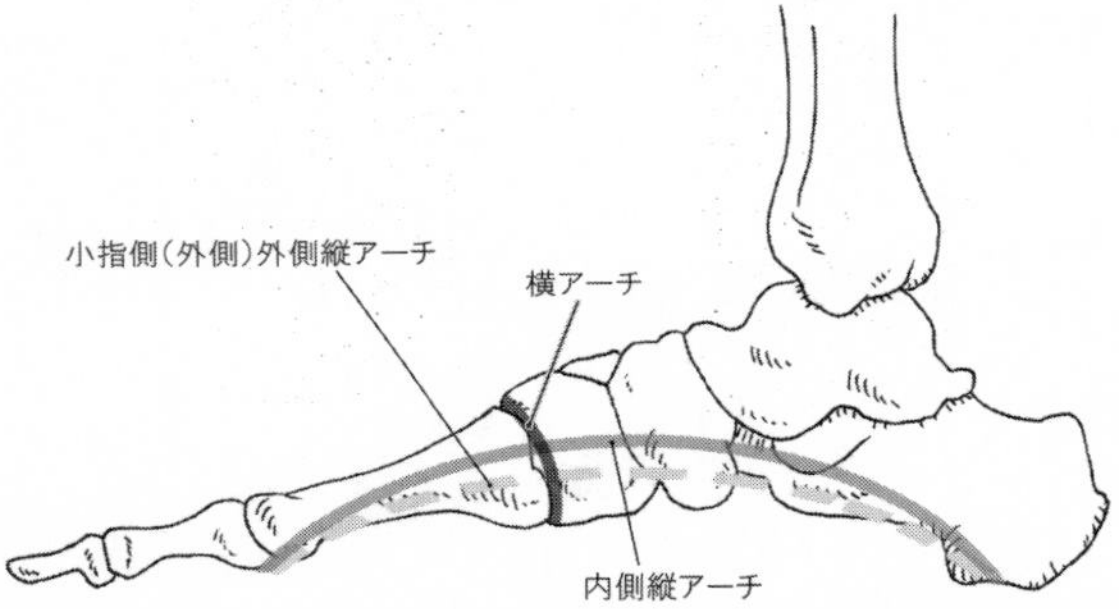

コラム 2　足の骨のアーチの大切さ

足の骨のアーチはとても大切です。この足のアーチが崩れることで、現代人のからだがガタガタになったと警鐘を鳴らしているのが、イギリスのケント大学教授（環境人文学、人類史、健康）であるヴァイバー・クリガン＝リードです。

足の骨の造るアーチは直立した人間のからだを支えるためにこの上なく大切なものなのです。そうした足の裏のアーチは縦のアーチ（内側縦アーチと外側縦アーチ）と横のアーチがあり、足の全体の働きとしては、縦のアーチの方が大切ですが、足の指の働きをまとめる横のアーチも重要です。

本書で紹介する親指の強化法はその２つのアーチ両方の構造に有効に働きかけます。少し詳しくいうとからだを大本から支えるアーチには親指を下に向けた時にできる大きなアーチと、親指を上に向けた時にできる中ぐらいの縦のアーチと、親指を第二指の下にくるように曲げた時にできる横の小さなアーチがあります。

足の親指のエクササイズはこの３つの足の骨のアーチの形成にすぐれた効果があります。

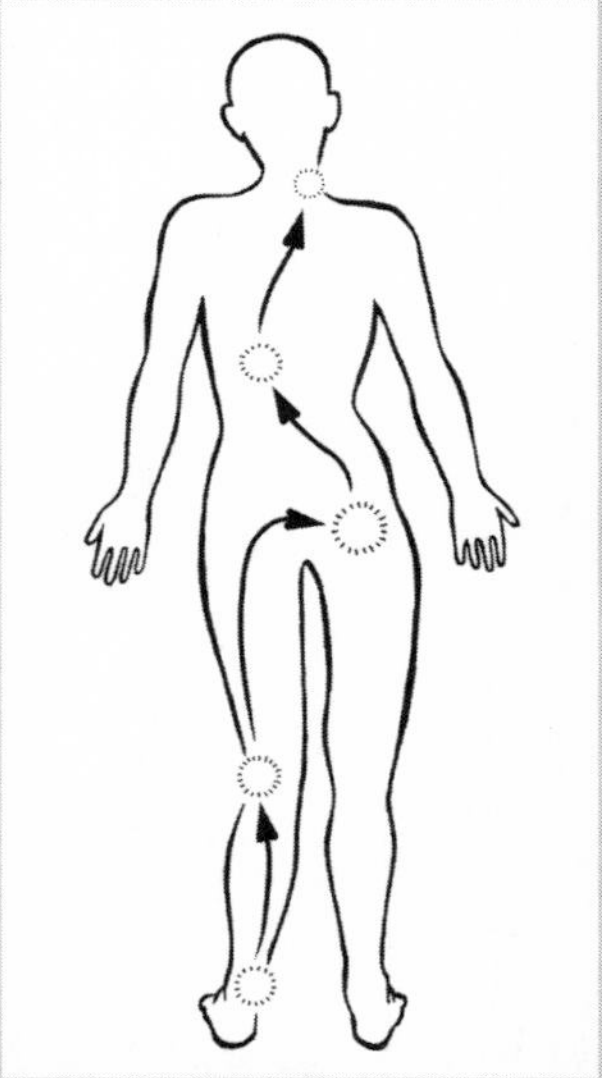

足の骨のアーチはからだの各部位に大きな影響を与える

ヴァイバー・クリガン=リード
『サピエンス異変』飛鳥新社より

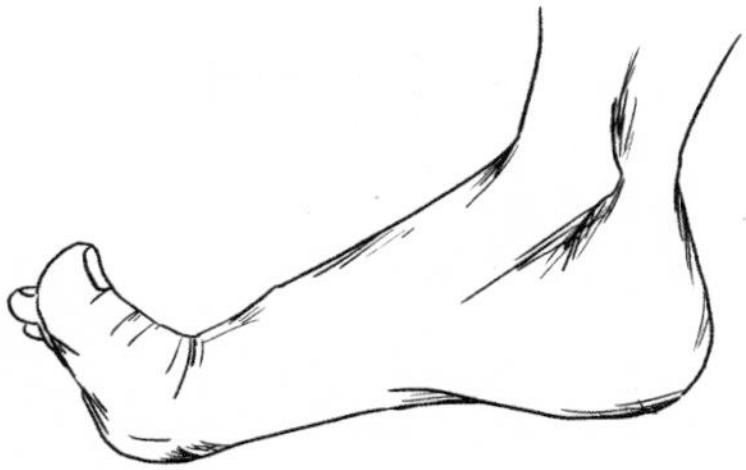

② **足の親指を強くするエクササイズⅡ**

基本のエクササイズ二番目です。今度は親指を上に向け（反らせ）ます。

（1）立った状態でまず片足ずつ行います。親指を上に向け（反らせ）ることも、親指の強化ではとても大切です。なぜなら、指の関節（蝶番関節）はまず内側に（この場合は下に）曲がるように機能しますが、同時に外側に（この場合は上に）反る働きもするからです。

（2）次に母指球を支点にしてカカトを上げます。この時、親指は自然に床につきます。

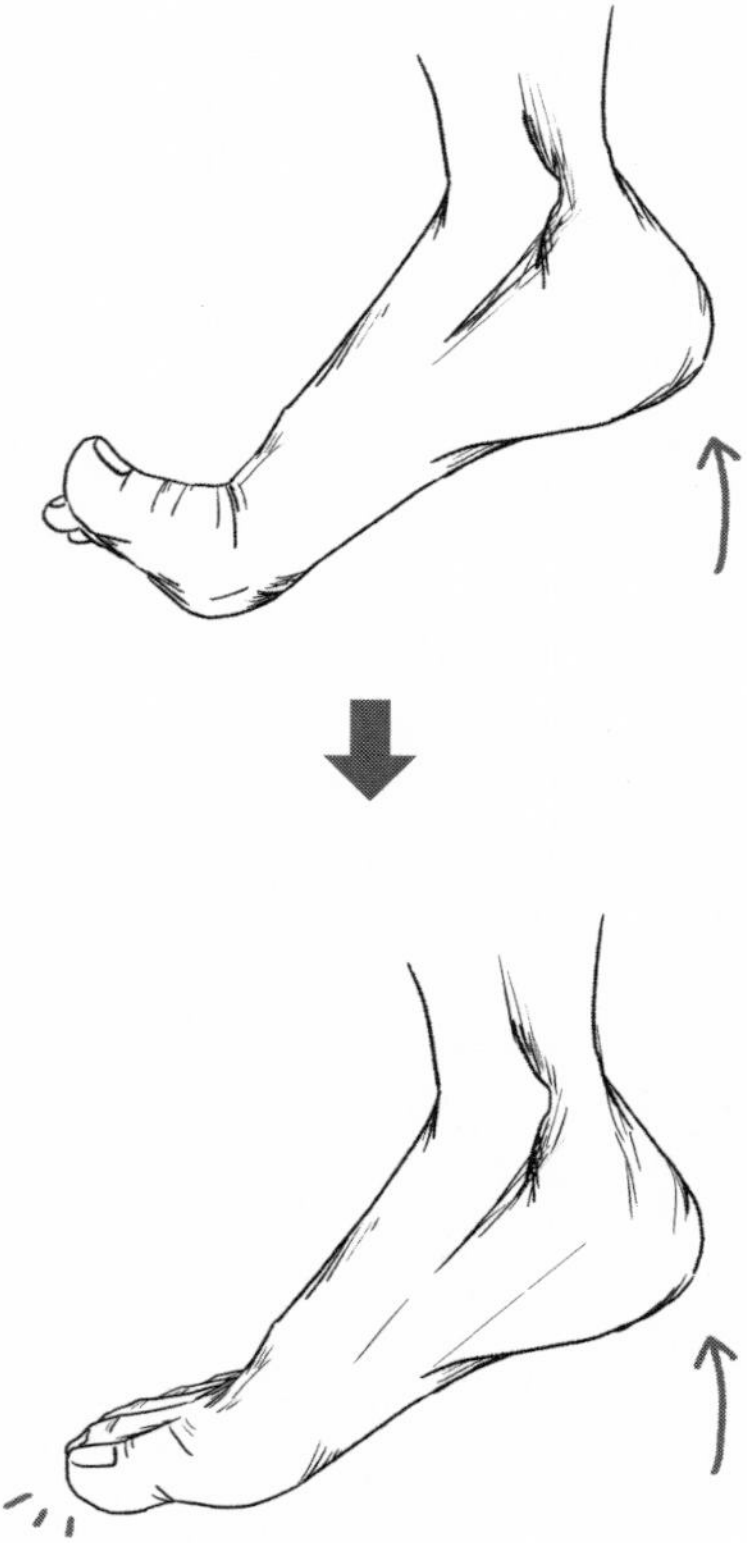

（3）また、（1）に戻り、繰り返します。

（4）次に、親指の指節間関節を床につけたまま母指球を支点に両足交互にカカトを上げ下げします。

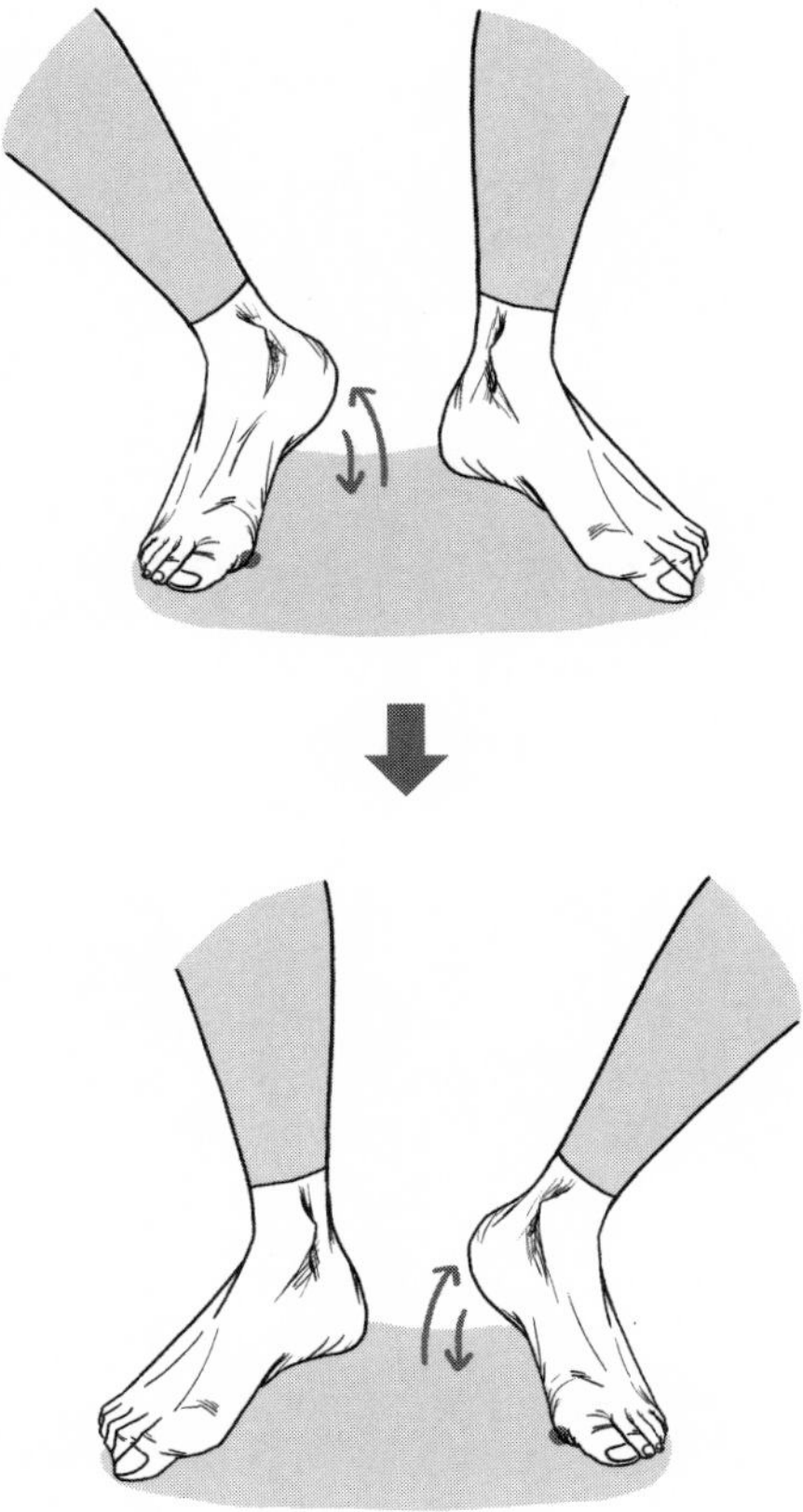

（5）（4）を両足同時に行います。

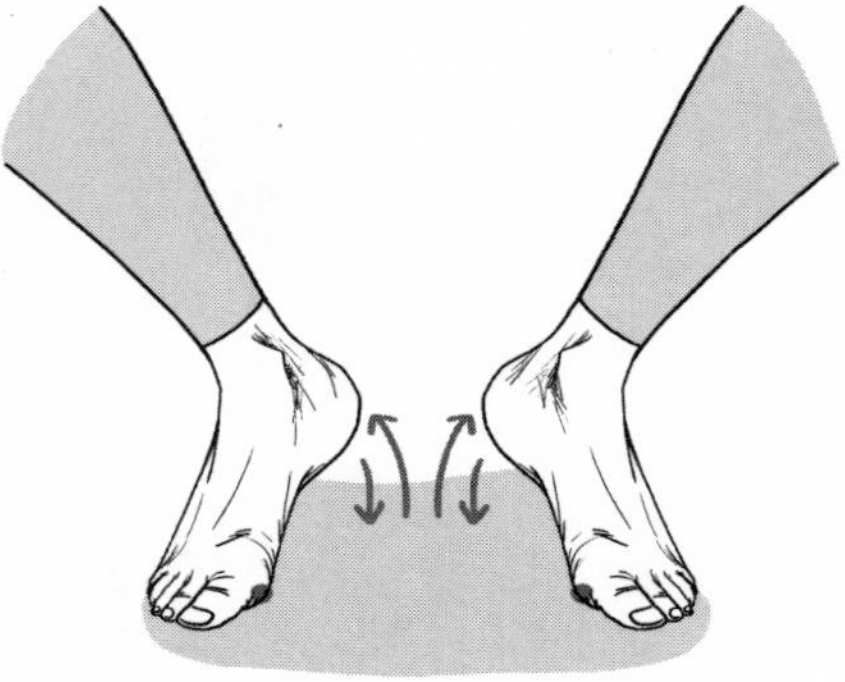

（6）最後に軽く両足ジャンプをします。この時はジャンプの前もジャンプの後も親指の爪先および腹が床につくようにします。より正確に言うと、ジャンプする時、最後に親指が離れ、着地する時、最初に親指から降ります。

ここまでが第二段階です。

確認② 親指がしっかり上に向きますか？
確認③ 親指を上げた後、床につけカカトを上げた時、親指の2本の骨と2つの関節が床にピッタリつき、足の重さをしっかりと支えられますか？

親指がしっかり上に向いているか心配な人は、次の2つの補助エクササイズをしてください。

補助エクササイズ②

床に坐り足を伸ばし、図のように反対の足のカカトで親指を押して最後に指節間関節（母指球）をカカトで押して刺激してください。両足とも行います。

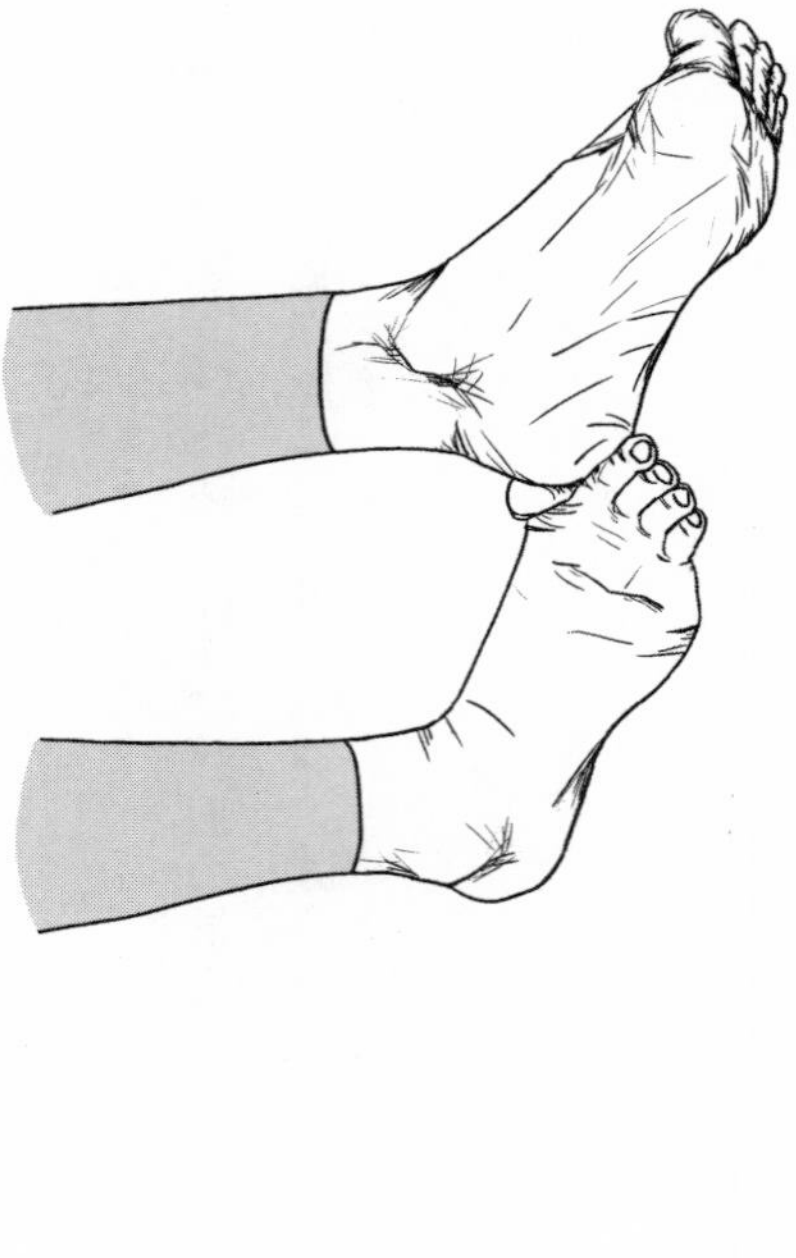

補助エクササイズ③

図のように親指を軽く上げ、次にカカトを上げて親指の2本の骨と2つの関節を床にピッタリつけ、最後にその状態でカカトを数センチ上げ下げします。

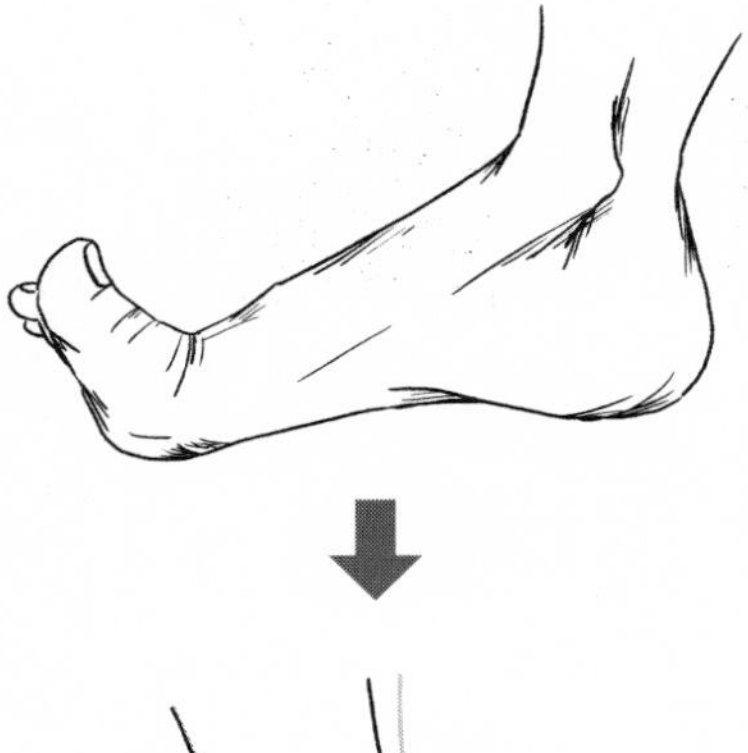

③　椅子に坐っての親指の強化法（①②の補習）

①、②を立って行うのが難しい人は、椅子に坐って行ってください。

（1）図のような形で膝を開き、親指の2本の骨と2つの関節を床につけます。カカトを軽く上下に動かします。できれば多少バイブレーションをかけて動かします。

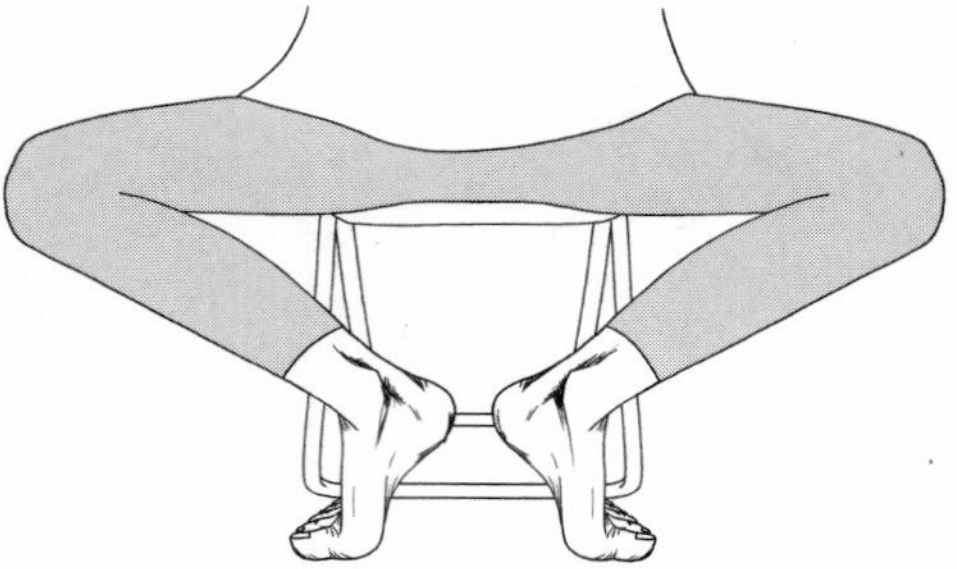

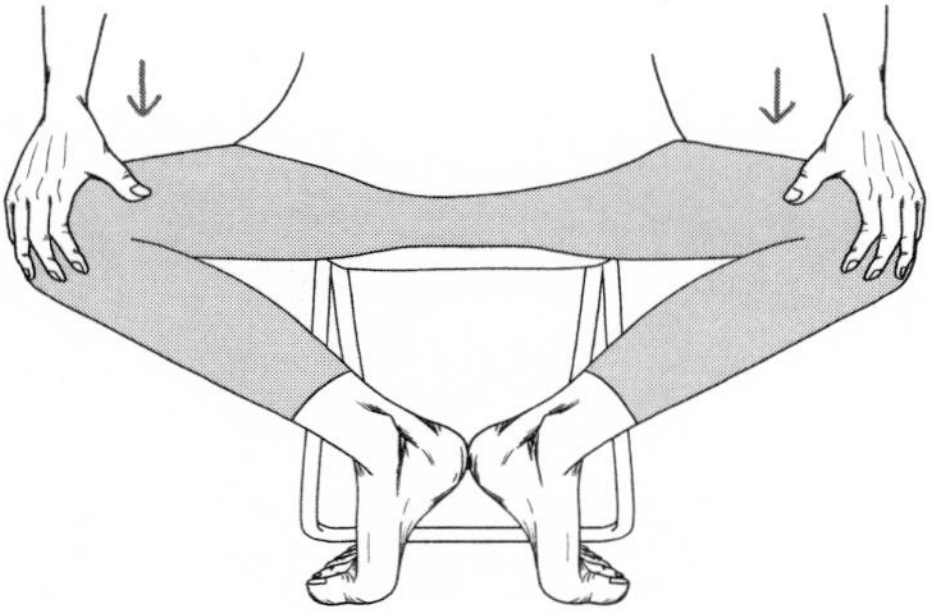

（2）両足のカカトをつけて足の形を安定させてから両手を膝の上に載せ、少し体重をかけ、（1）と同様にカカトを上下にバイブレーションをかけながら動かします。

（3）次に、親指を下に曲げてから床につけます。まず両方のカカトを離して行います。膝を浮かせ気味に行うと、カカトも浮き気味になり親指もそれほどきつくないです（そうはいっても初めは少し痛いですが、ガンバりましょう）。

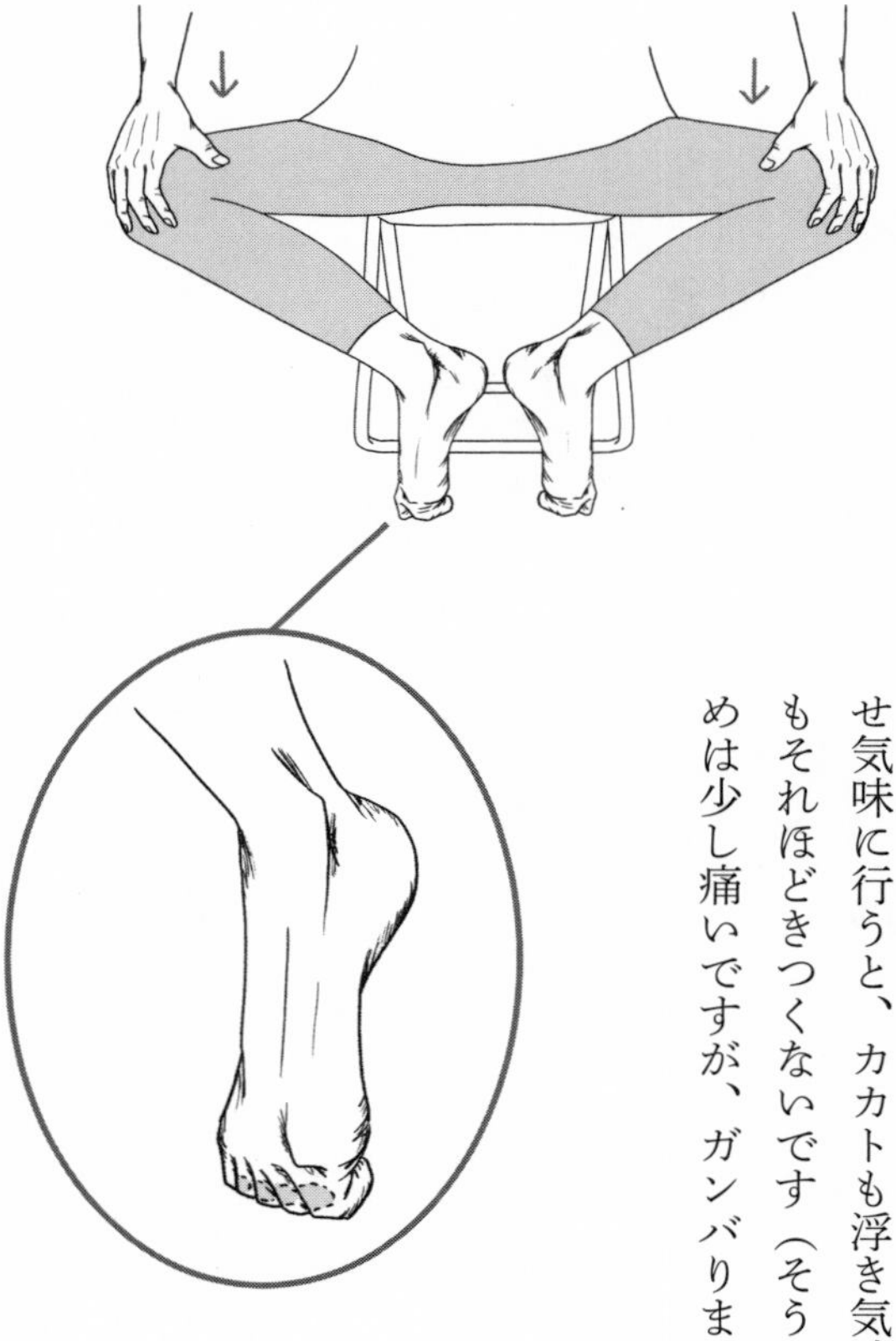

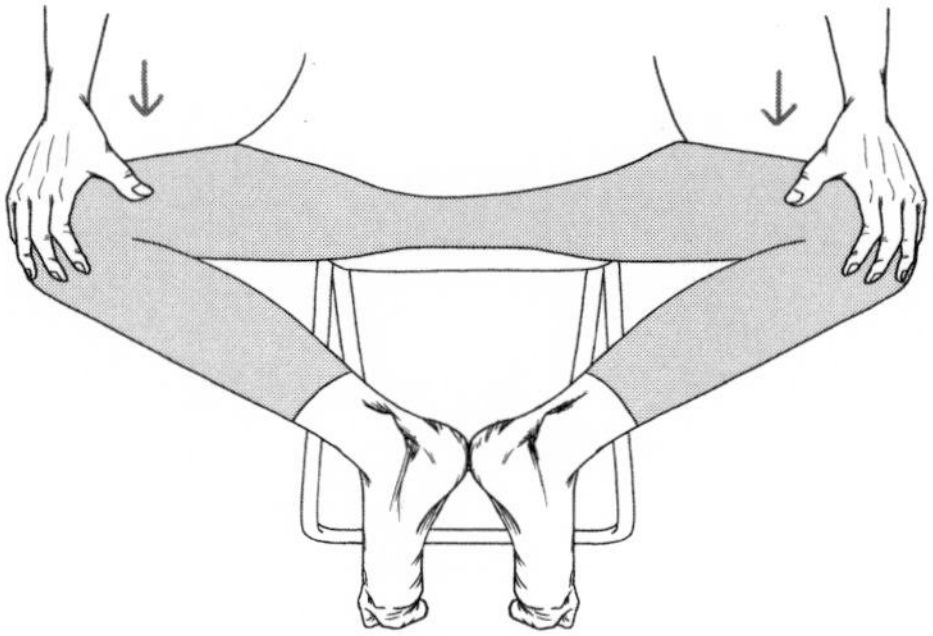

(4) 次に両カカトをつけて行います。足全体は安定しますが、足の重さがかかるので、最初はかなり痛いです（あまり無理をしないでください）。余裕がある人は両手を膝の上に載せて少し体重をかけます。さらに余力のある人は、カカトと膝でバイブレーションをかけて少し動かしてください。

補助エクササイズ④

エクササイズ③の（3）がきつい人のための補助エクササイズです。

膝を開いた姿勢から親指を支点にして膝を大きく内側に回転させます。この時、親指をしっかりと床につけてください。親指が弱くなっている人ほど親指の力を抜いて浮かせてしまいがちです。大げさに言えば、親指が杭のように大地に突き刺さっているイメージです。

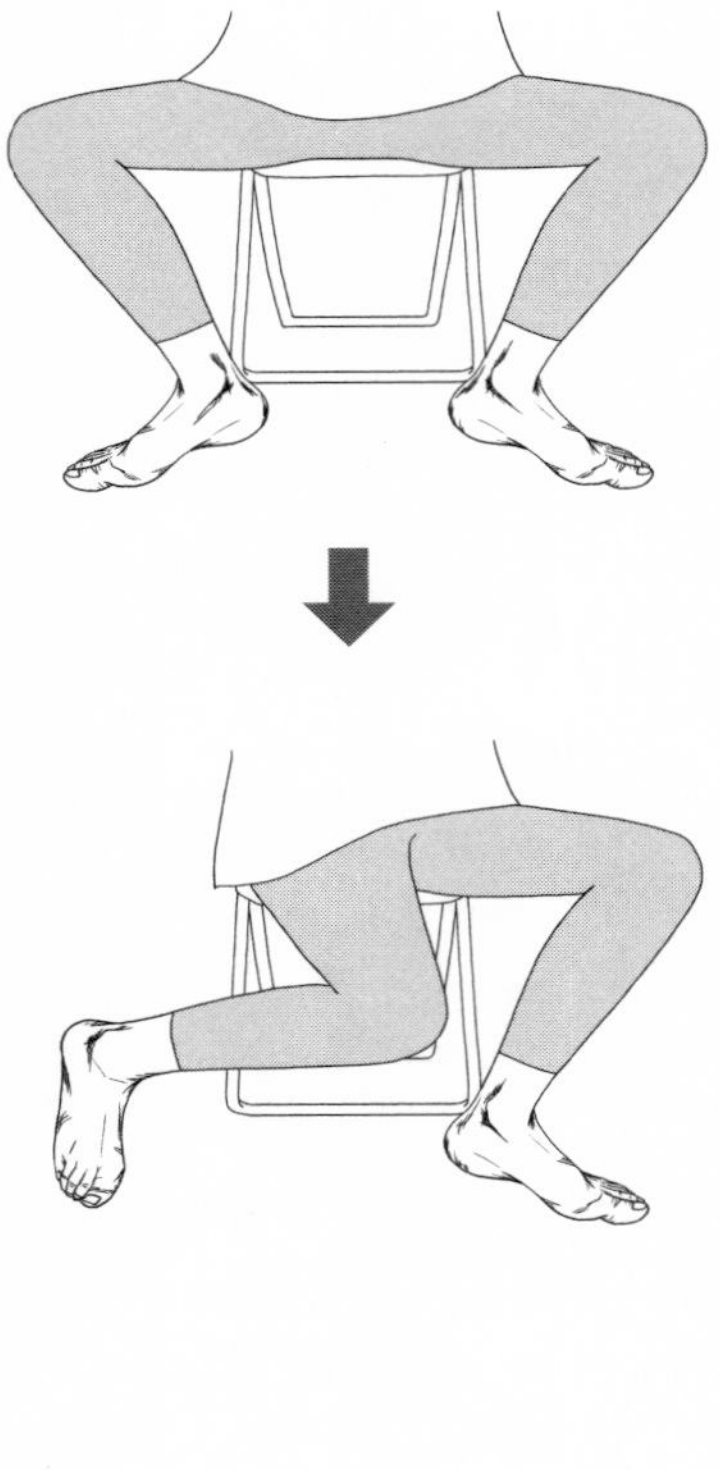

次に床についた親指を立て、さらに内側（下）に曲げます。

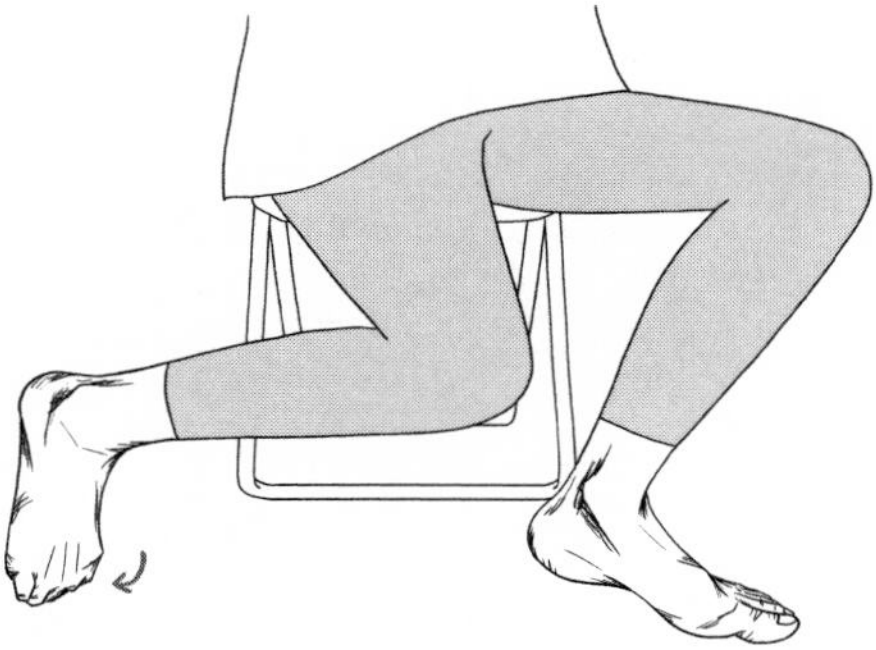

最後にカカトを左右に少しゆさぶります。親指が浮かないように注意！

④ 足の骨の3要素を連動させるエクササイズⅠ

コラム1で説明した足の骨を形成している3つのグループの骨（足の骨の3要素〈46ページ参照〉）を連動させるエクササイズです。

（1）親指を支点にカカトを軽く浮かせ、左右に30度くらいの角度で振ります。最初は椅子に坐って片足ずつ行います。親指は大地に突き刺さったままです。

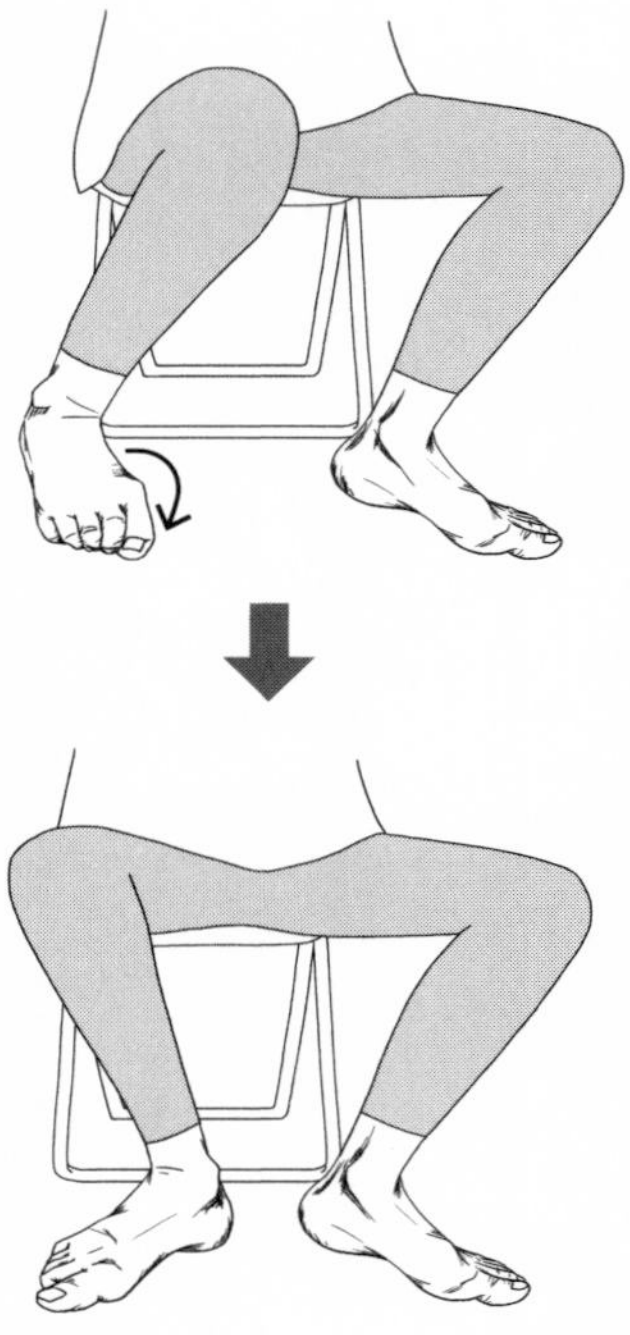

（2）慣れたら両足で左右の足をそろえて動かします。

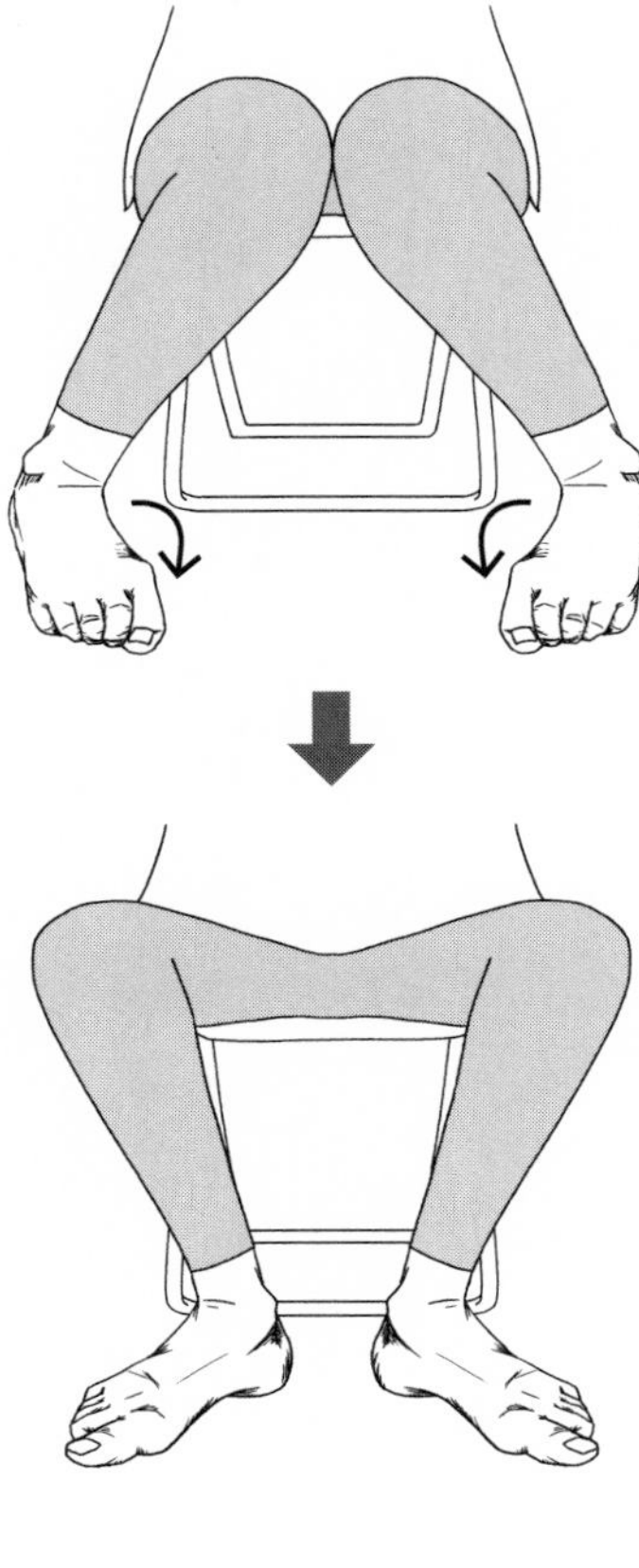

（3）立った姿勢で片足ずつ、両足も同様に（1）（2）を行います。

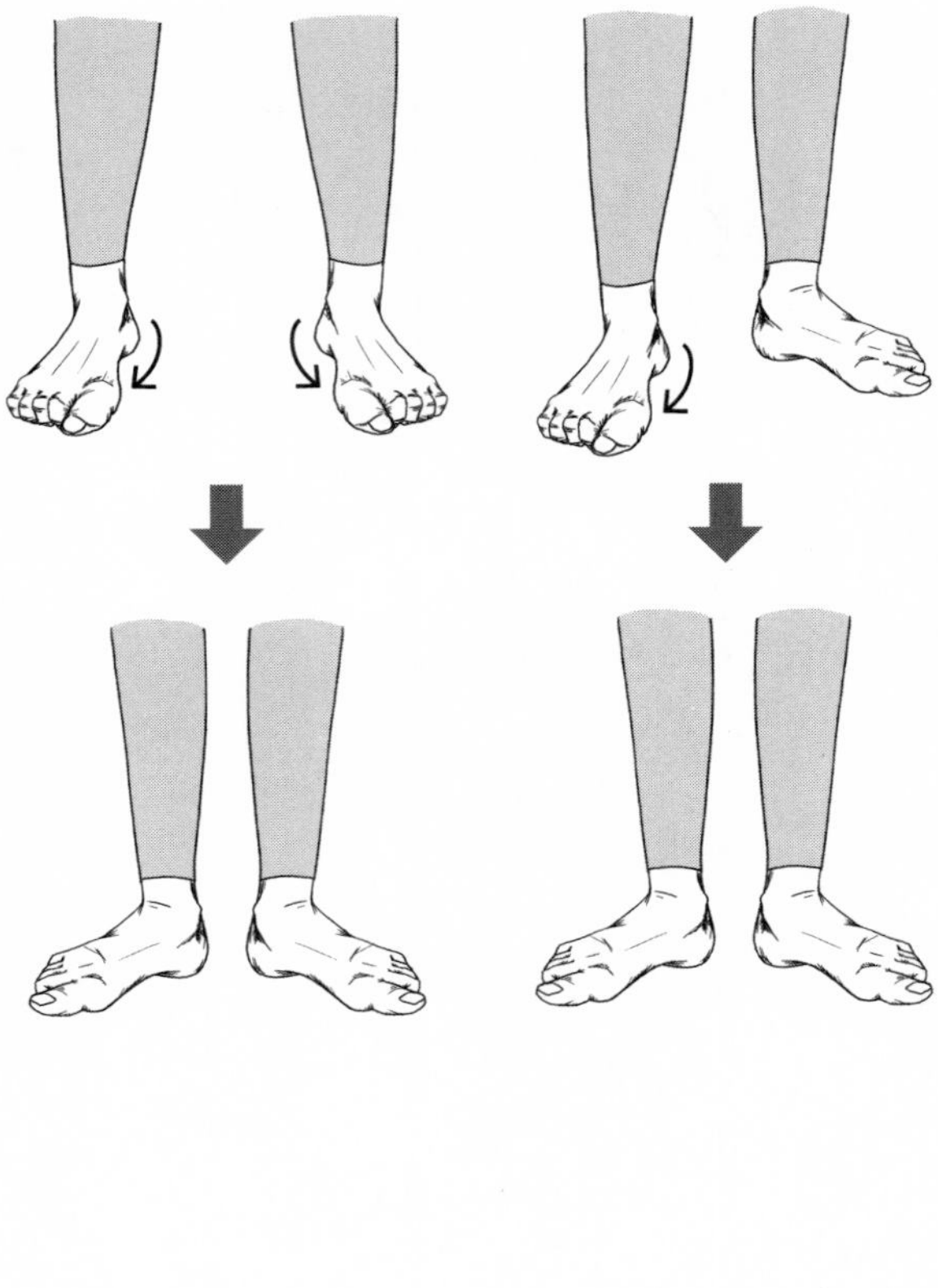

⑤ 足の骨の3要素を連動させるエクササイズⅡ

足を、扇を広げた形になるように、カカトから回転させます。

（1）最初は椅子に坐って親指を下に向けて足の指をグーの形にします。そのあと、軽くカカトを浮かせ左右に30度くらい振ります。まずは片足ずつ行ってください。

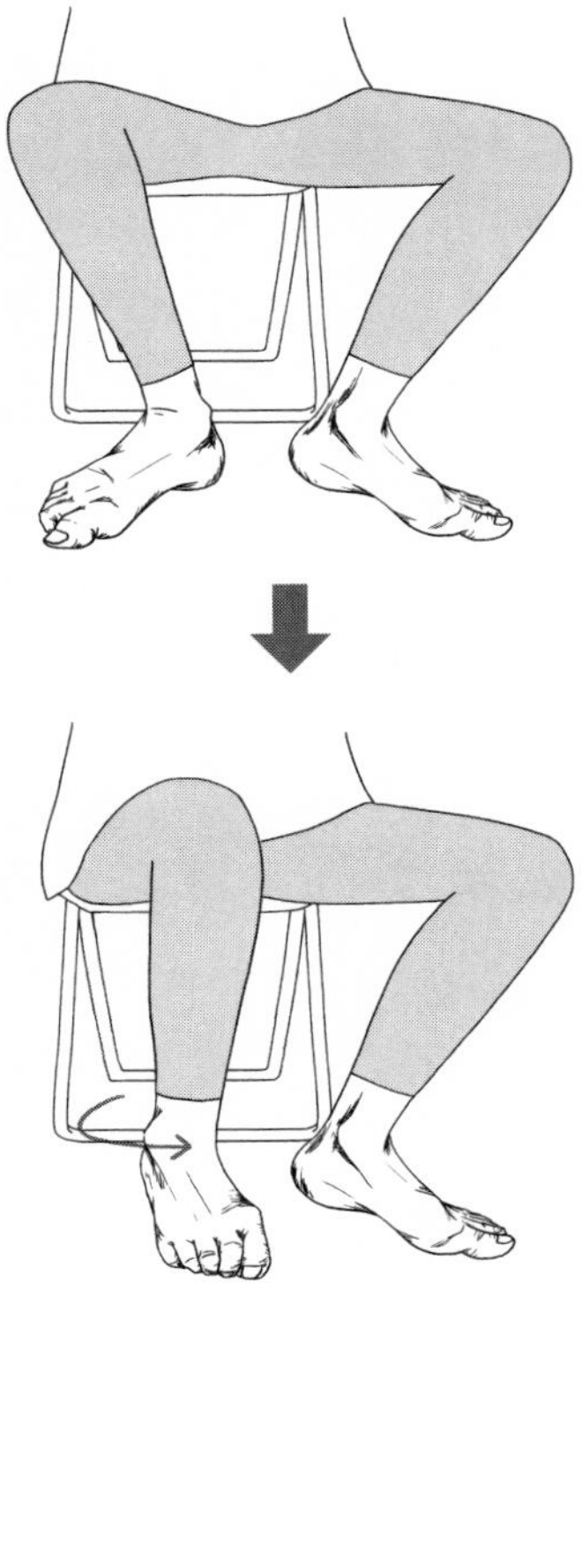

（2）次に（1）と同じことを両足で行ってください。
親指は支点、親指につながる骨は回転の軸です。

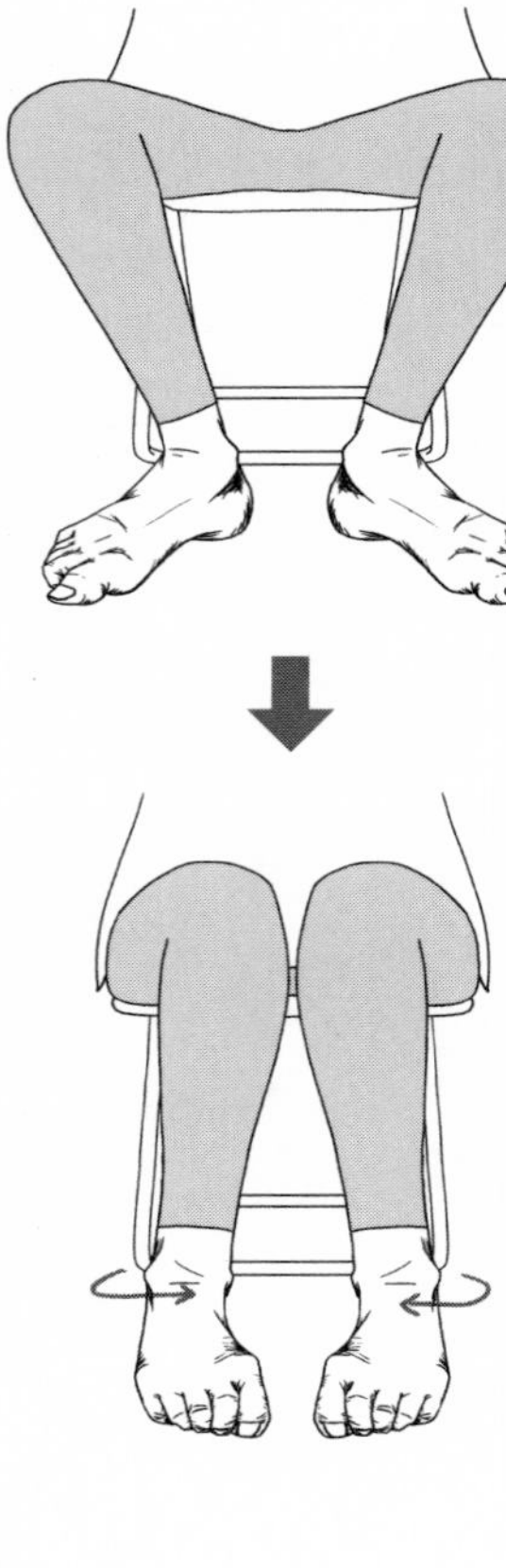

（3）親指を上に向けて足の指をパーの形にします（手の指でもまずグーの形をしてから次にパーの形をします。まず曲げてから伸ばす順序が大切です）。そのあと軽く爪先を浮かせカカトを軸に（1）と同じように左右に30度くらい振ります。まずは片足ずつ行ってください。

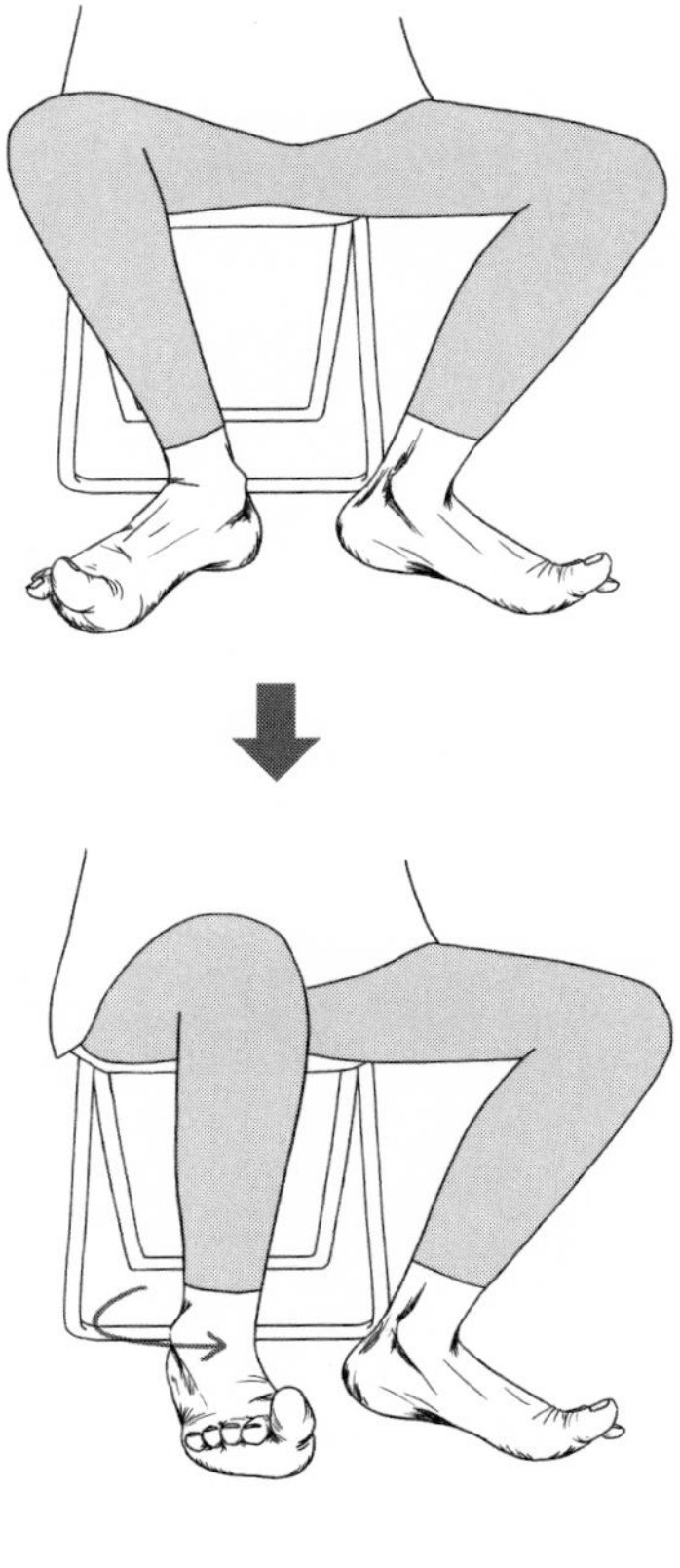

（4）次に（3）と同じことを両足で行ってください。
カカトが床から離れないように、なめらかにリズミカルに回転させてください。

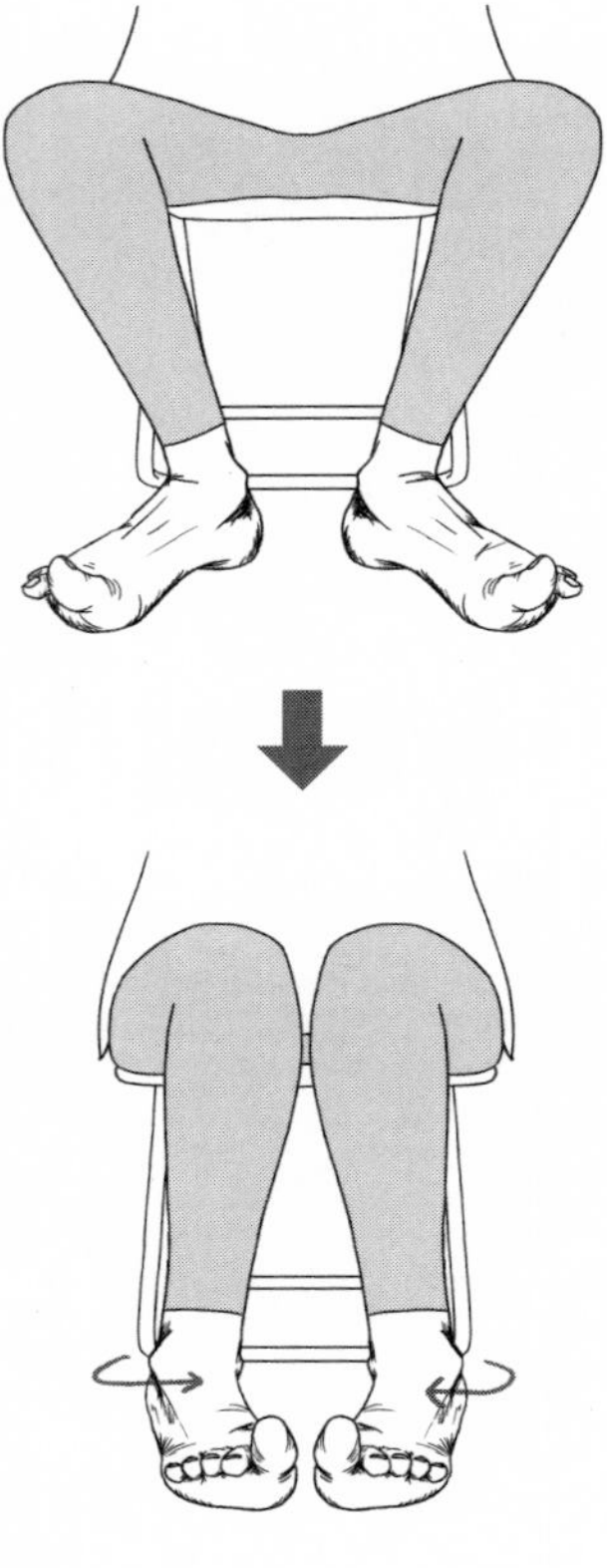

（5）立った姿勢で（1）を行ってください。
（6）立った姿勢で（3）を行ってください。

ここまでが第三段階です。

確認④　親指を床につけて、カカトを少し浮かせ、カカトを左右に30度くらい動かせますか？

確認⑤　カカトを床につけ親指を少し浮かせ、カカトを軸にして親指を左右に30度くらい動かせますか？

補助エクササイズ⑤

エクササイズの⑤が難しい人の補助エクササイズです。指先を床につけカカトを浮かせ、そのカカトを手で軽くつかみ左右に振ります。それによって、足首（足関節）をゆるめます。

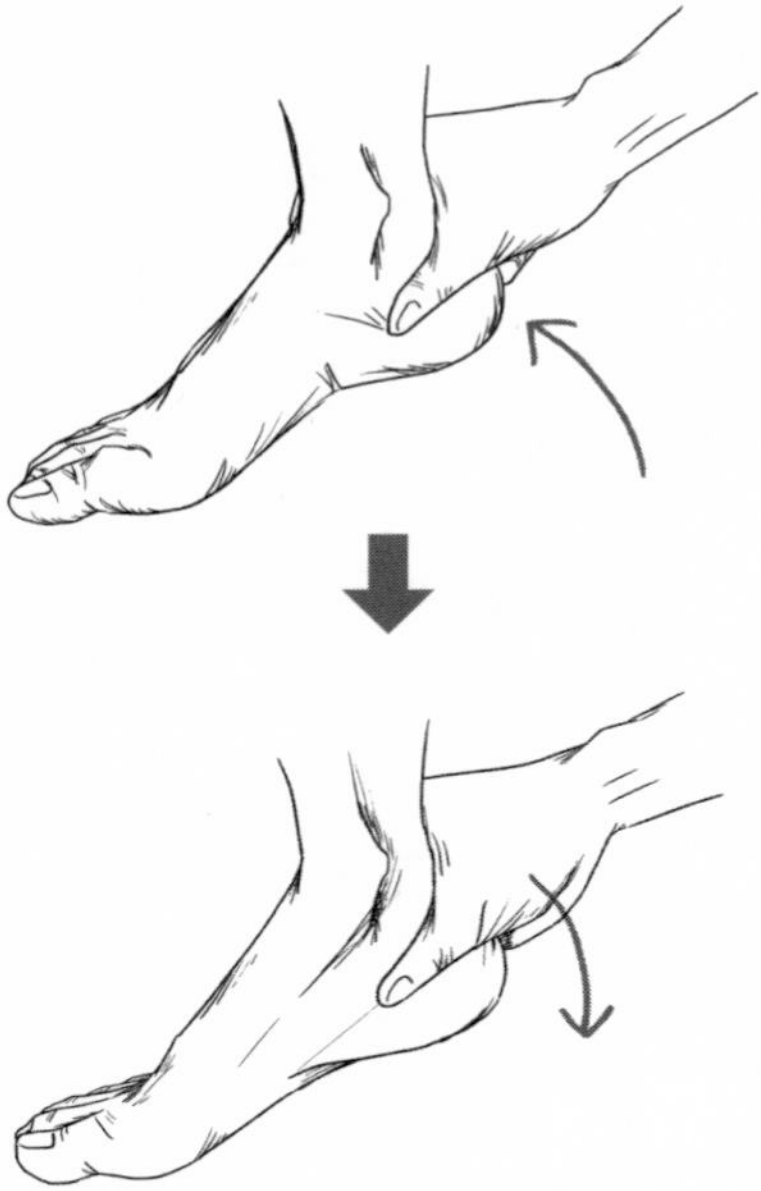

補助エクササイズ⑥

まず上の図のようにカカトを手で持ち上げます。次に下の図のように持ち上げた手を左右に細かく動かし、爪先（足の指全体）をゆさぶってください。

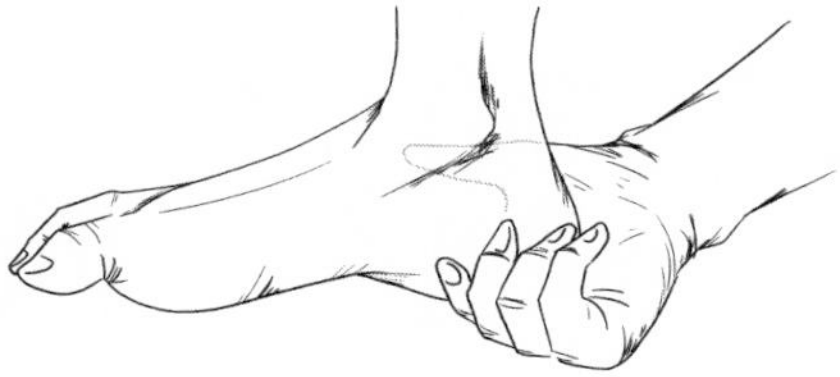

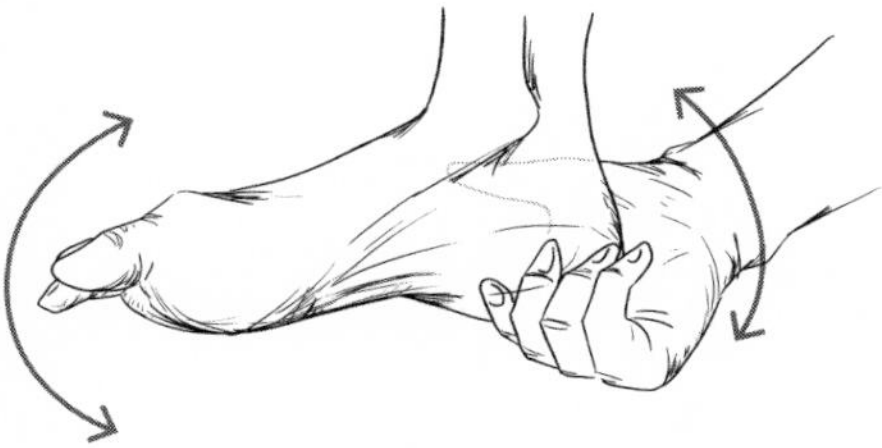

⑥　歩きながらエクササイズ

まず、足の親指を上げ下げしながら歩きます。少し慣れてきたら手の親指もそれに合わせて軽く上げ下げします。足の指を意識して歩くのは最初は大変なので、意識を手に向けると楽に動けます。この時、足の指のことは少し忘れてしまってもかまいません。慣れてくれば自然に連動するようになります。手の親指の上げ下げは、腕全体を使うようにするとスムーズになります。ヒジを曲げ、歩く時に腕を前後に振ってヒジと膝をリズミカルに連動させるのがコツです。

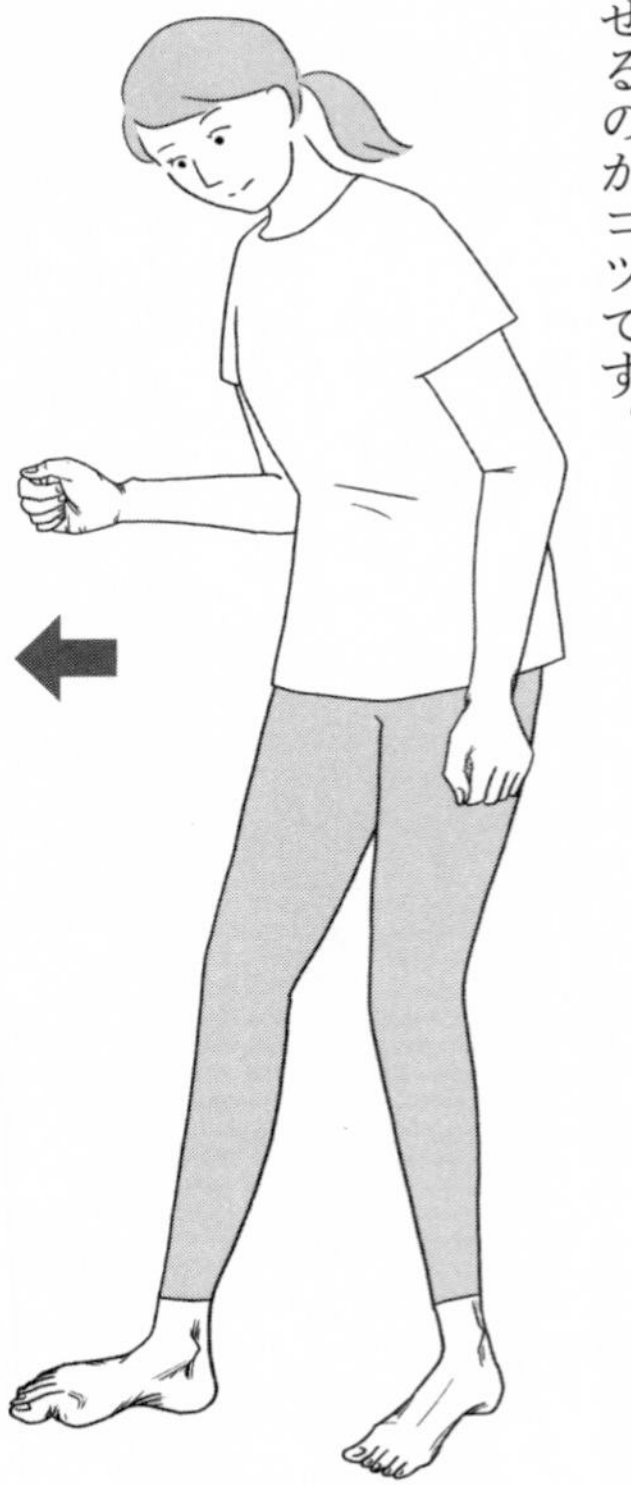

右手の親指が下がっている時、
右足の親指も下に向ける

郵便はがき

料金受取人払郵便

小石川局承認

1112

差出有効期間
2024年9月14
日まで

112-8731

東京都文京区音羽二丁目
十二番二十一号

講談社　第一事業局

講談社+α新書係　行

★この本についてお気づきの点、ご感想などをお教え下さい。
(このハガキに記述していただく内容には、住所、氏名、年齢などの個人情報が含まれています。個人情報保護の観点から、ハガキは通常当出版部内のみで読ませていただきますが、この本の著者に回送することを許諾される場合は下記「許諾する」の欄を丸で囲んで下さい。

　このハガキを著者に回送することを　許諾する　・　許諾しない)

TY 000050-2207

愛読者カード

今後の出版企画の参考にいたしたく存じます。ご記入のうえご投函ください（2024年9月14日までは切手不要です）。

お買い上げいただいた書籍の題名

a　ご住所　〒□□□-□□□□

b　お名前《ふりがな》

c　年齢（　　　）歳

d　性別　1 男性 2 女性

e　ご職業（複数可）　1 学生　2 教職員　3 公務員　4 会社員（事務系）　5 会社員（技術系）　6 エンジニア　7 会社役員　8 団体職員　9 団体役員　10 会社オーナー　11 研究職　12 フリーランス　13 サービス業　14 商工業　15 自営業　16 林漁業　17 主婦　18 家事手伝い　19 ボランティア　20 無職　21 その他（　　　）

f　いつもご覧になるテレビ番組、ウェブサイト、SNSをお教えください。いくつでも。

g　お気に入りの新書レーベルをお教えください。いくつでも。

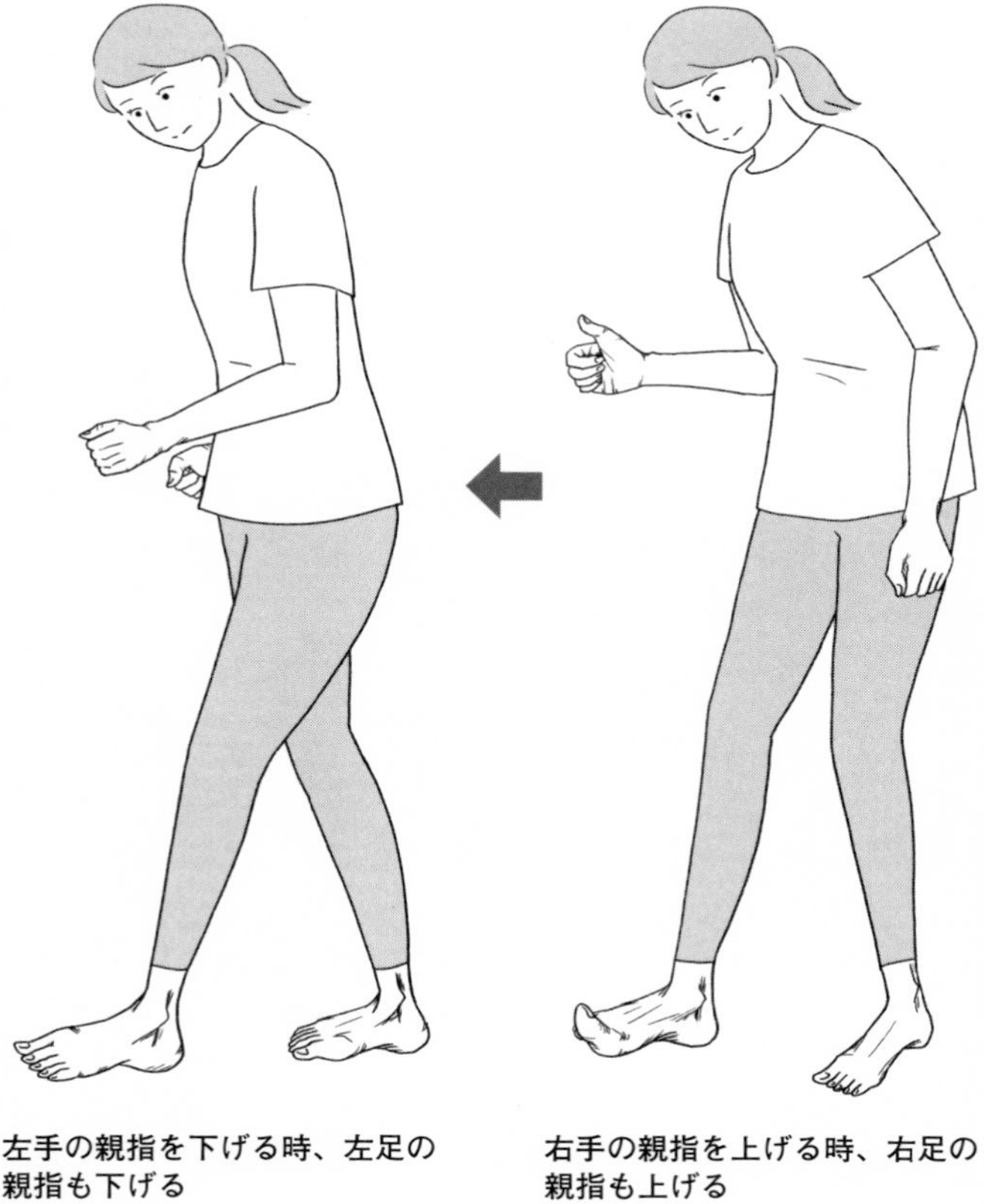

左手の親指を下げる時、左足の親指も下げる

右手の親指を上げる時、右足の親指も上げる

ここまでが第四段階、完成段階です。

確認⑥ 歩いている時、左右の足の親指の実感がしっかり確認できますか？

確認⑦ 手の親指と足の親指の連動が感じられますか？

補助エクササイズ⑦

手の親指と足の親指を連動させるだけではなく、ヒジと膝も連動させて、リズミカルにウォーキング、ジョギングの練習を行ってください。

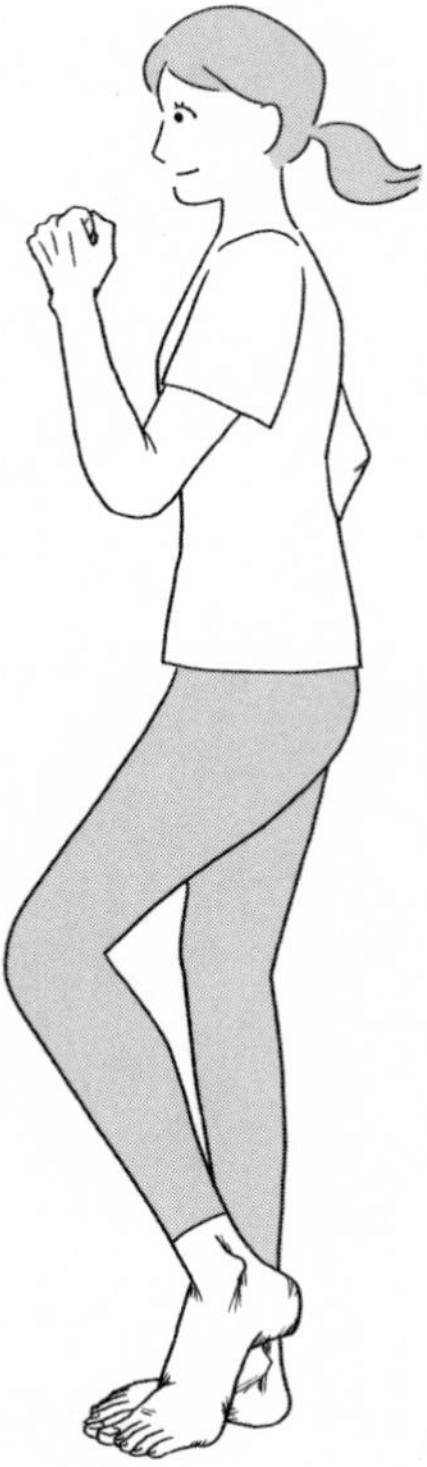

第二章　なぜ足の親指が大切なのか

第一章では、足の親指を強化するためのエクササイズの説明をしましたが、この章では、そもそもなぜ、足の親指なのか、について説明します。第一章の実践に対し、第二章は理論、それによってより納得感を持ってエクササイズをしていただけると思います。

直立二足歩行の神秘

私たちが何でもないと思っている二本足で歩くこと、つまり直立二足歩行は、38億年の生命史のなかでも七不思議のひとつに数えられることはまず間違いないでしょう。

空を飛ぶ動物は4種類います。昆虫に翼竜、鳥、それに私たちと同じ哺乳類の仲間ではコウモリがそうです。しかし、厳密な意味で直立二足歩行をしているのは人間、ホモ・サピエンスだけなのです。二足で立ち上がったり短い距離なら歩く四足動物はいますし、鳥もティラノサウルス（もっとも有名な恐竜）も二足歩行をしますが、いずれも垂直な姿勢での二足歩行、直立二足歩行はしません。

近年、人類学がとても注目されています。その人類学が教えてくれるもっとも基本的なことは、人類の最大の特長は直立二足歩行で、脳の発達はその直立二足歩行が生み出した、第二の特長だということです。

しかし、人類学でもいまだに解明できないのが、「なぜ人類が立ったのか、直立二足歩行を始めたのか」ということなのです。日本のサル学を開いた今西錦司は、「人間は立つべくして立った」という名言を残しましたが、当然それには「科学的な答えではない」という批判もあります。

「人間がなぜ立ったか」という問いに100％科学実証的に答えることは難しいと私は思っています。なぜなら、タイムマシーンがまだ発明されていない以上、過去に起こった歴史的事実（真実）をあるがままに再現することは原理的に不可能だし類推（説明）するには物理的証拠が不十分だからです。

「人間がなぜ立ったか」という問いに対する私の身体哲学者としての答えは『「阿修羅」の呼吸と身体　身体論の彼方へ』（現代書林）と『脳ひとり歩き時代　ヴァーチャル脳を身体が救う』（河出書房新社）に書きましたので、興味のある方は参考にしてください。ただ現時点で言えることは、人間が直立二足歩行をした解剖学的秘密が足の指の骨にあることは確かだということです（『直立二足歩行の人類史　人間を生き残らせた出来の悪い足』ジェレミー・デシルヴァ著、赤根洋子訳、文藝春秋参照）。

具体的にいえば、直立二足歩行をしているホモ・サピエンスだけが足の親指がサル（マ

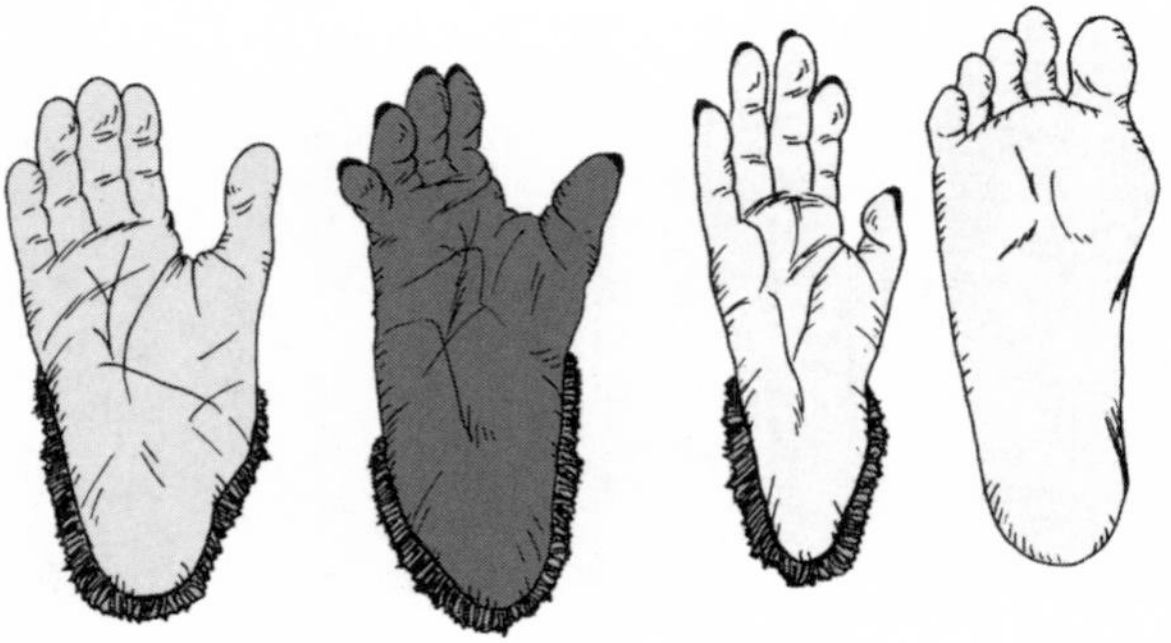

足の形の比較

『人間らしさとは何か』海部陽介（河出新書）より

カク）や他の霊長類と比較して図のように縦にまっすぐに向いているのです。

さらに詳しくいうと、そのホモ・サピエンスの親指の骨が、スムーズに歩けるように太く短くなったのは、初期人類が約７００万年前に出現してからおよそ５００万年後、いまから約２００万年前になってアウストラロピテクス属と呼ばれる先祖からホモ属という私たちの直系に進化し始めた頃だといわれています。有名なルーシーと呼ばれる化石は３１８万年前のもので、彼女もすでに直立二足歩行をしていたといわれていますが、その直立二足歩行は足の親指の骨から見るとまだ不完全でした。

そしておよそ２００万年前にホモ属が完全な形で直立二足歩行を始めて、人類のもっとも古い祖先のエレクトスの頃になると、足の親指も発達し土踏まずが形成され、人類は力強く直立二足歩行をするようになります。そして人類は石器を創ったり火を使用したり本格的な人間の営みを始めることになります。つまり、直立二足歩行が人間を人間たらしめ、その出発点は足の親指の骨だったというわけです。

垂直な姿勢が人間の基本

日進月歩の21世紀の人類学はいくつかの新しいことを教えてくれています。そのひとつは、直立二足歩行を人類はどうやって始めたかということです。

進化上もっとも人類に近いチンパンジーやゴリラは、ナックルウォークという背中を丸め軽く握った手の指の中節の背面を大地につけた歩き方をします。以前の人類学では、人類はこのチンパンジーのナックルウォーキングの延長線上で、からだを起こし、手を大地につかない歩き方、すなわち、直立二足歩行をするようになったと多くの研究者は考えていました。

しかし最近、人類の祖先は木の上で生活し、木の枝にぶらさがった姿勢、つまり、上半身がまっすぐに伸びた姿勢でそのまま木から下りたのだという説が発表されたのです。

確かに人間の背骨はからだを垂直に立てるためにS字形に湾曲していますが、チンパンジーの背骨は背中が丸くなるように湾曲しています。人間の背骨がS字形になり、からだが垂直の姿勢になるとからだの重さはまっすぐに足に下りてくるのです。背中が丸くなり、膝が曲がるとからだの重さは腰にかかってきます。

日本人は農耕民族で、畑仕事の習慣が長くつづいたからでしょう、膝がO脚で外側に開き、腰が落ちている体型の人が多く見られます。この日本人の体型は多少なりともDNAに残っているでしょう。しかし、遺伝的なことは習慣を変えることで大幅に改善できます。第一章で実践したように、まず足の骨、特に親指の骨を強化して、次にカカトと膝を連動させると腰も浮いてきます。

日本人が運動をする時、スポーツでも武道でも「足腰文化」と称して「膝を曲げ、腰を落とせ」と指導されがちです。しかし、それはホモ・サピエンスの本来の直立二足歩行の姿勢からすると少しズレています。膝と腰を曲げると人間のからだはまっすぐに垂直に伸びません。モデルのようなスッキリとしたすがすがしい姿勢にはならないのです。

このことは、からだの躍動性にも関係します。一部のスポーツの世界ではそのことに気が付き始めていて、例えば、陸上の短距離走の選手は現在、腰高で走るように指導され始めています。腰が浮き気味で、体重が足にストンと落ちていないと、その反動を上手に使

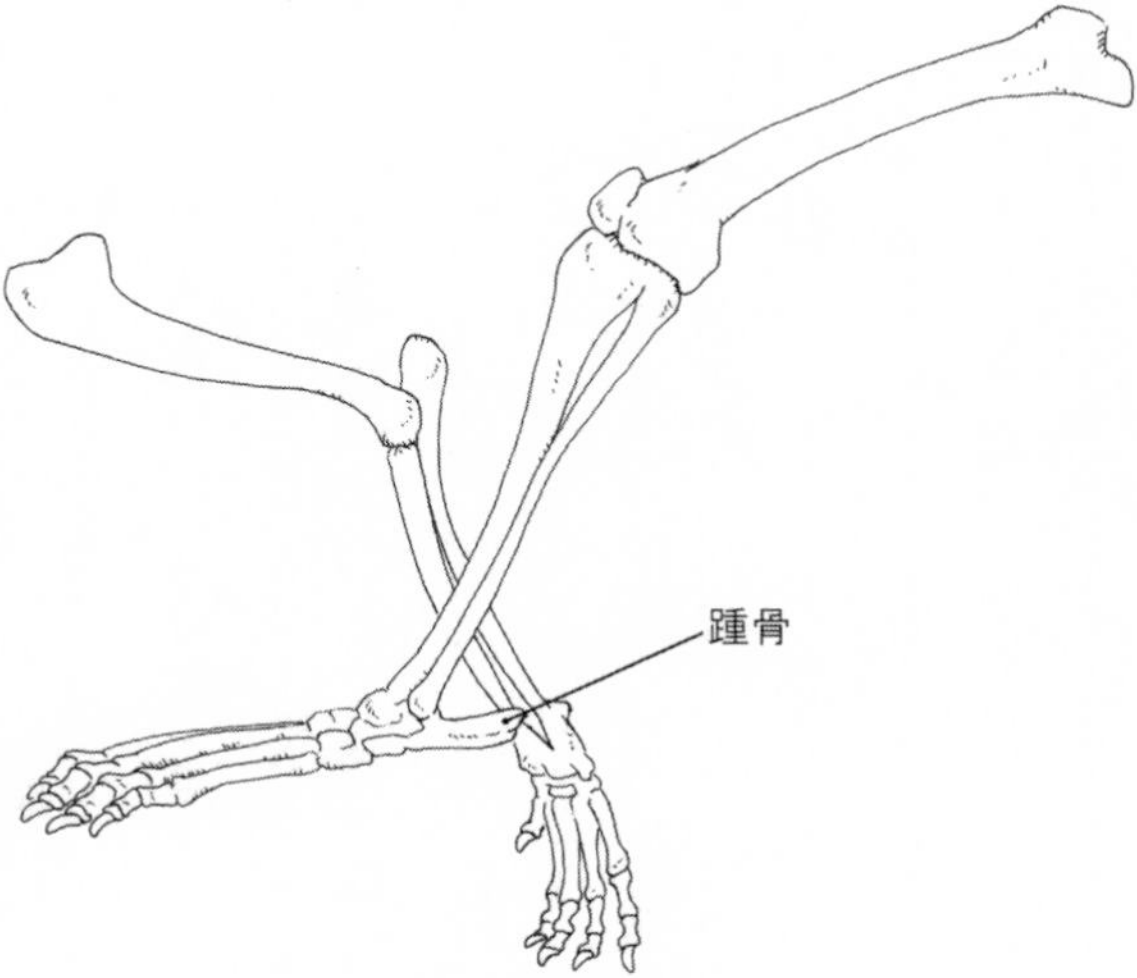

チーターの足の骨

Jean-Baptiste De Panafieu, Patrick Gries. *Evolution*, Seven Stories Press. 参照

った足の骨のバネを利用したダイナミックで躍動感のある、黒人選手に見られるような理想的なスプリントの走り方はできません。

まだ日本のスポーツの世界では、太もも（大腿四頭筋）を鍛えるスクワットのような筋肉神話トレーニングが全盛ですが、早く筋肉神話から脱却したいものです。足の速い動物は、チーターでも馬でもダチョウでもほとんど脚には筋肉（アウターマッスル）が付いていません。腿の力を借りながら基本的には骨と関節の連動で走っているのです。

垂直な姿勢の人間の体重は基本的にまっすぐに足に下りるので、足の骨、特に親指の骨を強くする必要があるのです。最速の動物であるチーターの足の骨をご覧ください（89ページの図）。足の骨、指の骨の大切さがわかっていただけると思います。

テコと振り子の原理でからだを動かす

多くの人は、からだは筋肉の力で動くと思っているようです。確かに広い意味では筋肉のおかげで人間は動いています。物を食べ、しゃべり、呼吸をし、心臓を動かし、目を動かすにも手足を動かすにも筋肉を使います。

しかし、スポーツ・運動のようにからだを大きく動かす時、常に筋肉にとって縁の下の力持ちになっているのは骨格、すなわち骨と関節です。さらに、骨は靱帯や腱でつながっているので、靱帯や腱も筋肉の仲間として骨と一緒に動いているのです。厳密には筋肉（つまりアウターマッスルとインナーマッスル）と靱帯や腱は区別する必要がありますが、ようするに骨と関節は筋肉と連動して動いているのです。

問題はからだを強化することは、「筋トレ」することだと理解してひたすら筋トレをすると、さまざまな問題が生じるということです。

具体的にいえば筋トレをむやみにすると、からだが硬くなり方々にゆがみが生じ、関節の可動域が狭くなり、からだが重くなります。なかでも一番の弊害は筋肉が硬くなることで呼吸がスムーズにできなくなるということです。

では骨と関節の基本構造を重視して、自然に無理なく、バランスよくからだを動かすにはどうすればいいのでしょうか。それは重力（からだの重さ）を上手に利用して、テコと振り子の原理でからだを動かすことです。

自身もアマチュアランナーであるハーバード大学の進化生物学者ダニエル・リーバーマンは、腰と足の動きを、腰を大きな重りとする「逆さ振り子」にたとえて歩行やランニングを説明しています（次ページ図）。

私はこれをさらに発展させて、胴体を頭と腰を2つの重りとして背骨でつないだ「両振り子」と見なして、頭の重さと腰の重さを上手に連動させて動くように指導しています。

この重力を使った振り子の原理ともうひとつ、からだを自然に動かす大切な力学的原理がテコの原理なのです。テコの原理は幅広く利用でき、振り子の原理と組み合わせて併用もできます。テコの原理を理解するのにわかりやすいのはシーソーです。シーソーの場合、両端がバランスよく揺れるのを支える支点が下にありますが、爪先とカカトの足のテコの場合、逆さシーソーのように支点（足関節・距骨）が上にきます。

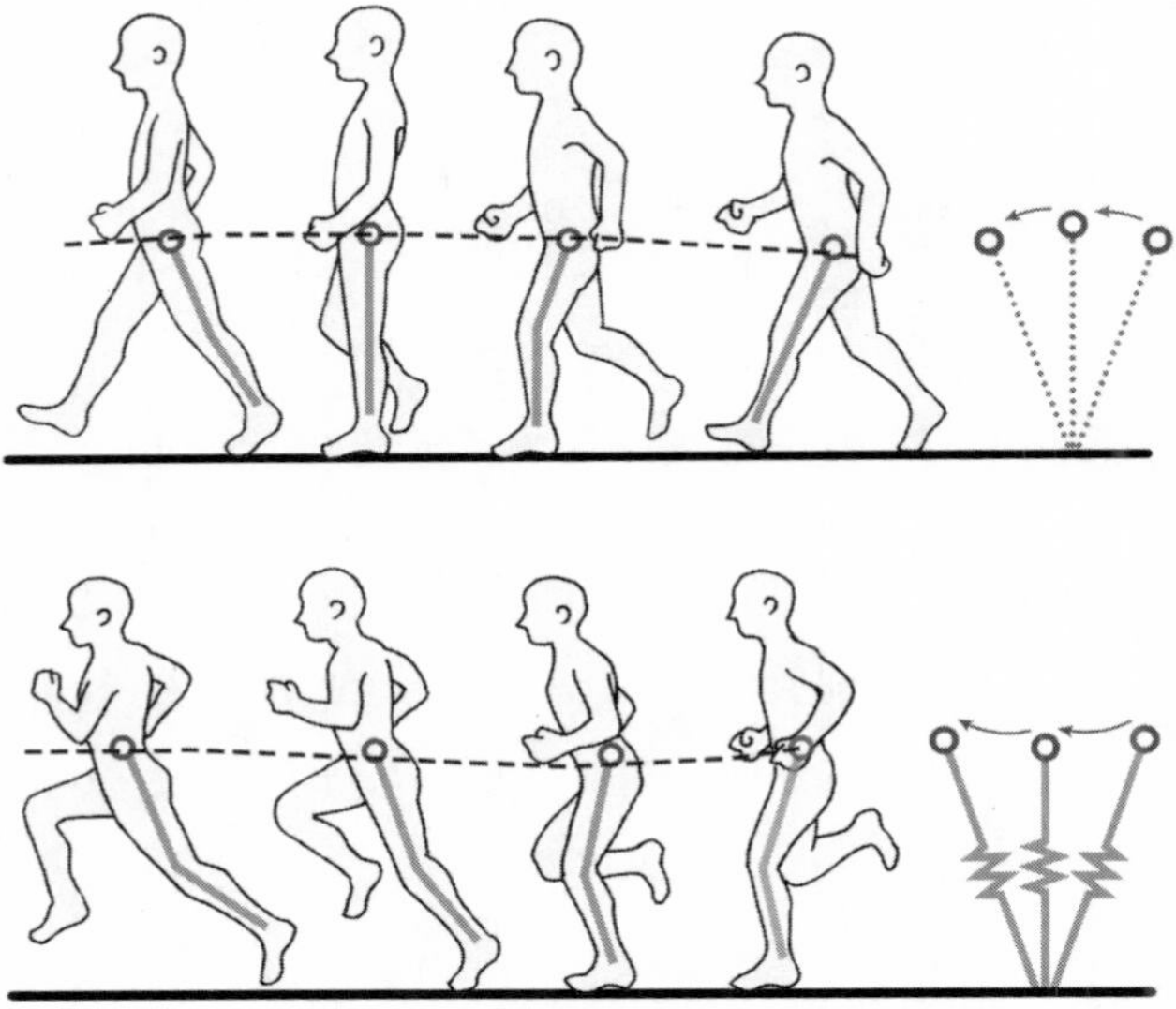

逆さ振り子

『人体600万年史』ダニエル・E・リーバーマン（早川書房）より

そして残りの2点のうち、動かす点「力点」が爪先つまり親指で、動かされる点「作用点」がカカトとなります。親指が動くことで、爪先とカカトのテコが作動し、それが、膝、腰へと連動してスムーズな歩きや走りが成立するというわけなのです。

バレエのトウシューズの秘密

直立二足歩行を可能にした人間の足の骨の3要素は、前章でも触れたように爪先、足首の骨と3つ目は足の甲のアーチ、またそれを裏側から見て「土踏まず」の〝く

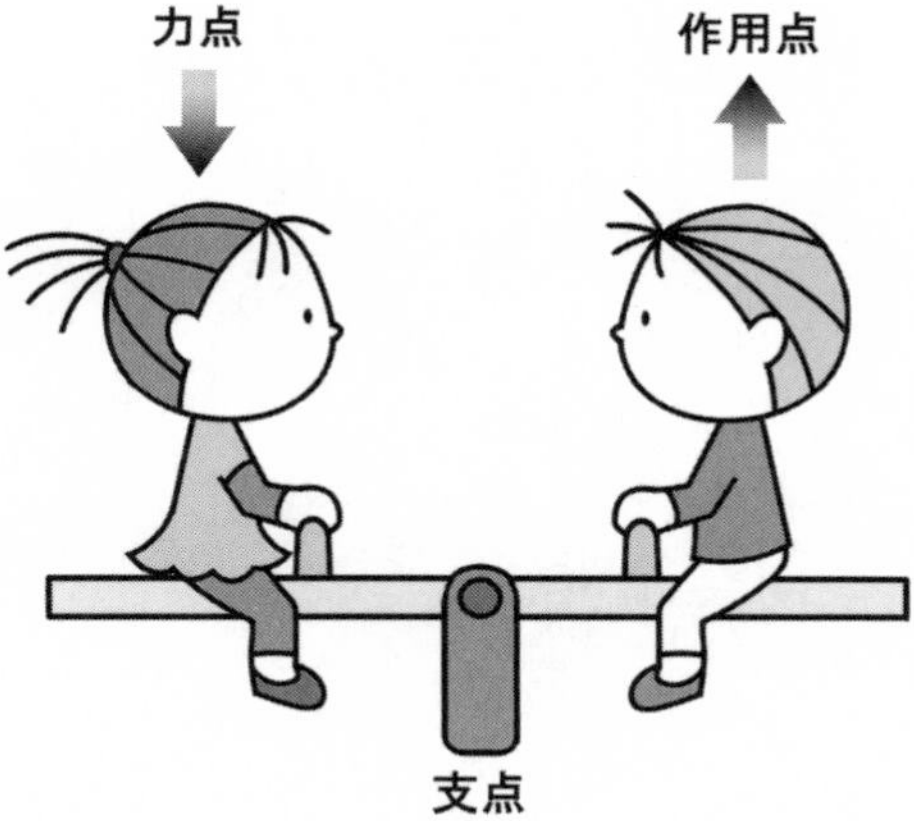

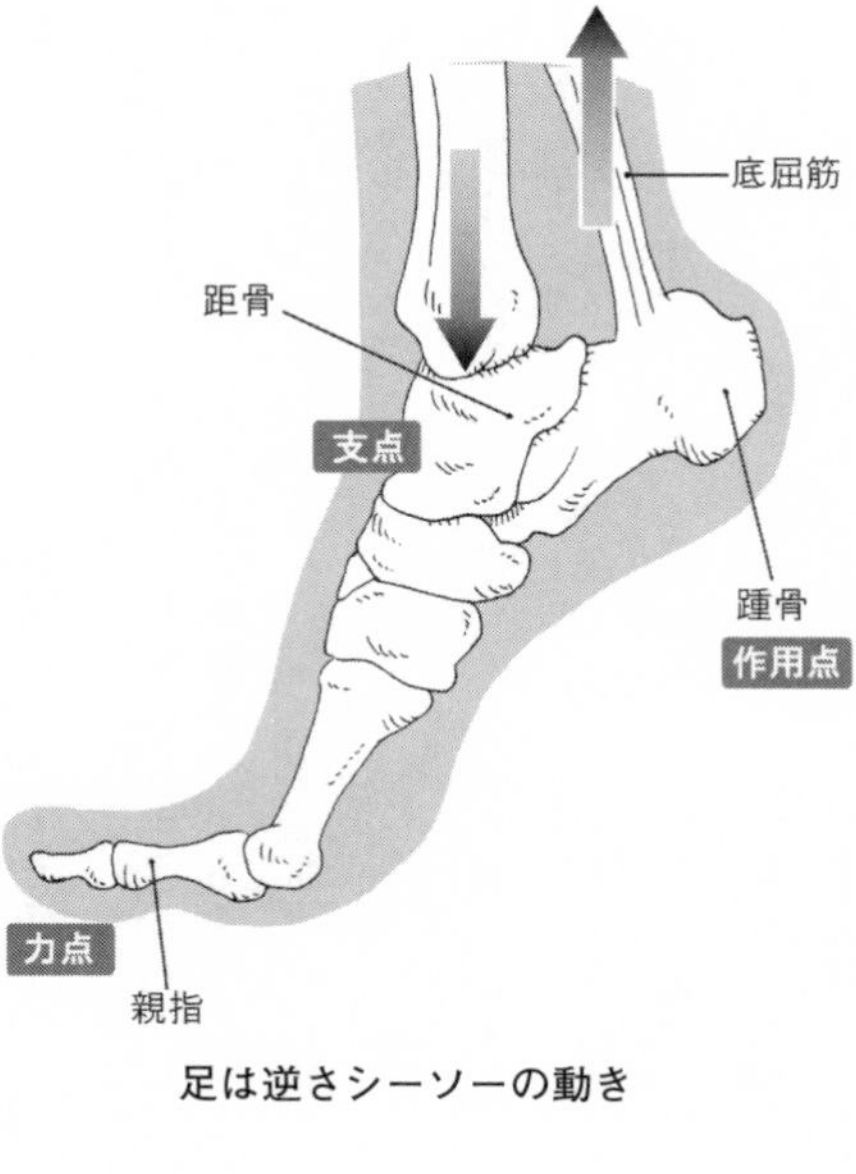

足は逆さシーソーの動き

ぼみ〟ということになります。

そのひとつ目の爪先と3つ目のアーチを特に強化したのがバレエです。バレエはからだを垂直に伸ばし、軽快なステップとジャンプで空中を制覇する踊りといわれています。

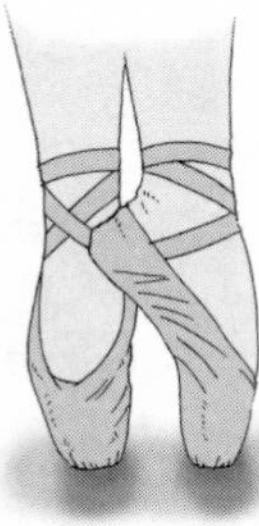
トウシューズ

そのバレエの秘密は19世紀に誕生したといわれるトウシューズにあります。トウ(toe)とは爪先ですから、トウシューズとは爪先で立って踊るための靴というわけです。ですが解剖学的には爪先ではなく「親指の骨」と言ったほうがいいでしょう。そして、親指の骨を強化することは、同時に前述の3つ目の要素である足の甲を強化することになります。
現代数学にフラクタル(自己相似形)という概念があります。例えば雪の結晶は全体の星形が細部でもほぼ同様に見られるというのがその典型です。日本では「入れ子」という、同形で内側にいくにつれ小さくなる組み合わせ箱があります。ロシアの人形マトリョーシカも同様です。
トウシューズで矯正された足は、丸いカカトと強靱な爪先(親指)の間にある背骨のようにすっと伸びたアーチを造る足の甲(中足骨と足根骨)が、「頭、背骨、腰」というからだの垂直性を造る3要素と相似形をなすようになります。バレエという空中を制覇する踊りが成立するには、爪先（親指）の強さとしっかりした足の甲のアーチが不可欠だったのです。機会があれば、バレリーナがトウシューズで立っている時の甲のカーブ（アーチ）に注目してみてください。

イタリアで生まれ、フランスで形が整い、ロシアで完成されたバレエの発達には、解剖学の成果がよく反映されています。モーリス・ベジャールという天才振付師がフランスの作曲家ラベルの曲に合わせて創った「ボレロ」という踊りは第一章で紹介した①のエクササイズIのように、カカトを上げ下げする動きをベースにした、バレエ史に残る傑作といわれる踊りです。「ボレロ」は最初、ジョルジュ・ドンというアルゼンチンのダンサーが踊り、『愛と哀しみのボレロ』という映画が評判になり、後にシルヴィ・ギエムという20世紀最高のダンサーが踊り、多くの日本人を魅了しました。

スパニッシュダンスに見る強い足

バレエが養成する足が人間の垂直姿勢と相似形をなすということを見てきましたが、足を勢いよく踏みしめるスペインのフラメンコダンスは、その垂直姿勢をさらにダイナミックにエネルギッシュに支えています。有名なスペインの詩人ロルカの詩にも出てくる「ドゥエンデ（Duende:妖精・魔力・大地のエネルギー・霊感）」というスペイン語がありますが、フラメンコダンスは床を激しく踏み鳴らすステップで大地のエネルギーを吸い上げながら踊るといわれています。

ゲーテの『ファウスト』第二部にもこんな言葉があります。

「大地には跳躍力がある／それがお前を上方に押しやるのだ。足の指で大地に触れさえすれば／ガイア（筆者注・大地の女神）の息子アンタイオスのように、お前はすぐさま元気づけられるのだ！」

生涯をほとんどフラメンコに捧げ、フラメンコを世界的に有名にしたアントニオ・ガデス舞踊団の創始者アントニオ・ガデスとクリスティーナ・オヨスの演じる「カルメン」の情熱的な踊りは、まさに鬼気せまるもので、見る人々にドゥエンデを十二分に感じさせるものです。このフラメンコもまた、強靱な足が激しいステップを可能にすると共に、キリッと屹立するスパニッシュダンスならではの垂直な姿勢から創られています。そして、その歯切れのいい掛け声と手拍子、足拍子が呼吸のクレッシェンドのきいた強いリズムを創り出します。骨と呼吸はからだの深いレベルで強く結びついているのです。

このことは東洋医学のベースになっている中国の骨の解剖学では、より明確に理解されています。足の指の骨の基にある指節間関節と中足骨の造る「くぼみ」を、エネルギー（氣）の湧き出す泉、すなわち「湧泉」と命名しているのです。そして健康法として、足の裏をもむことの大切さが知られています。それは序章で触れた、イチロー選手が秘密兵器として、「足裏マッサージ器」を愛用していたことにも通じます。足の裏マッサージは、古来、中国や日本に伝わる理にかなった民間療法なのです。

コラム③　生命エネルギー・呼吸・氣

科学やテクノロジーが万能と思われがちな現代ですが、マッサージのような、ある意味で当たり前と思われるほど単純な生活の知恵は、決してバカになりません。いま、ＡＩにより人間の仕事の大半がなくなるのではないかといった議論が広がってきているようですが、手足を使ったマッサージのような技術、少し広くいえば人間のからだを直接使った健康ケアビジネスは決してなくならないと私は思います。

なぜならそうした人間のからだの技法はテクノロジーやロボットでは乗り越えるど

ころか決して及びもつかない種類（質）の技能・職能なのですから。機械的な技能をいくら複雑に組み合わせた動きでも、生命エネルギー（氣）を活かした人間の手が行う施術やマッサージにはとてもかなわないのです。

機械は原理的に別々の部品を組み立てて作るデジタル的（分離的）な構造物ですが、人間の生きたからだは、アナログ的（連続的）な生命というひとつの創造物なのです。

健康法や施術、マッサージで一番大切なのは、生きた生命力の元であるエネルギーで相手に働きかけて、氣の交流を通してからだの回復を手伝うことです。言い換えれば、生命力、生命エネルギーを量的にあるいは質的に調節し、実質的に生命エネルギーの流れの調整、出し入れをしているということです。

ところが西洋医学では、そのもっとも根源的な生命エネルギーの流れおよび命そのものを科学的には解明、理解できていません。もっとはっきりいえば、要素還元的でデジタル的な科学の方法では、命そのものや、生命エネルギーの流れを解明できないのです。

20世紀に起こった科学の最大の成果のひとつはＤＮＡの基本構造の解明でした。分子生物学の進歩はその後、ヒトゲノムの解析にも及びました。

しかし、DNAの研究は遺伝子という人間のからだを創っている情報という貴重な知を教えてくれましたが、人間にとって、遺伝子が決定することがすべてではありません。

いまの遺伝学で少々心配なのは、「遺伝情報」を強調しすぎるということです。生命にとって「情報」が「知」のすべてではないのです

遺伝学の中でも、「遺伝子型」に対して「表現型」という、単なる情報だけではなく、どんな形（形態）で生命が形成されていくかという領域への発展も忘れてはならないでしょう。『生命、エネルギー、進化』（斉藤隆央訳、みすず書房）という書物を著し、生物にとって「エネルギー」の大切さに注目しているニック・レーンというすぐれた生物学者がいますが、ここで私が言いたいのは、健康法であれ、施術、マッサージであれ、生命エネルギーのよりよい循環（氣の周流）を考えなければならないということです。そのことは一見現代的、科学的ではない、時代遅れのように思われるかもしれません。しかしコロナ禍を経た現在、人間の総合的な知の見直しが起こっています。とりわけ、からだ（命と健康）にとっての総合的な知が、とても大切なことのように私には思われます。

歩く時の重心移動

私の指導しているからだの理解（理論）と実践エクササイズを「骨と呼吸の勇﨑メソッド」といいますが、それとかなり似た発想でからだの研究をしているゲイリー・ウォードというアメリカの研究者がいます。彼は独特な「生体力学」によってからだの構造理論を打ち立て、例えば「動きの解剖学」という興味深い治療プログラムも創っています。

私とウォードの違いは、私のものでは東洋的な呼吸法（氣の身体技法）も取り入れている点にありますが、ここでは「足と歩き方」についてのウォードとの共通した認識を元にして話を進めます。

ウォードによると、「ほとんどの人は正しく歩けておらず、生体力学的な問題の多くは足からはじまる」といいます。「歩いている最中、身体の重心は足のさまざまな場所へ移動していく。まず、かかとが回外（後方外側が地面に付く）してから、アーチを利用するために回内し、それから再びつま先が回外して地面を離れる」（『サピエンス異変　新たな時代「人新世」の衝撃』ヴァイバー・クリガン＝リード著、水谷淳・鍛原多惠子訳、飛鳥新社）

またウォードによれば、からだの問題の多くは、ほとんどの人が「足を反転させて腰や脊柱を伸ばすことができない」せいだといいます。

「反転とは歩行サイクルの最後の段階で、つま先が地面から離れるときに足が外側へ移動する動きのこと。走っている（または歩いている）最中、一方の脚が後方に来たときには腰が伸びる。脊柱が伸びるのは、昔からよい姿勢とされてきた直立姿勢と結びつくだろう。逆に現代生活の大部分は身体が屈曲した状態で、脊柱や肩が曲がっている」（前掲『サピエンス異変』）

歩行時の重心移動をもう少し詳しく説明しましょう。多くの人がきき足である右足で表すと次ページの図のようになります。足の動きを実際に実感するためには、図のように足自体の向きを回転させるように動いてみてください。

バレエには、アン・ドゥオールという、からだを垂直に正しい姿勢に保つベースともいえる足のねじり・回転（回内・回外）をスムーズに行う基本運動があります。アン・ドゥオールは、直訳すると「外回し」（turn out）ですが、その直前に「内回し」がかくされています。

足の動きの専門家であるウォードはそこを強調して、「多くの人は、足の回内（アーチのほうに向かって内側に回転すること）もよくないという印象を持っている。しかしこの

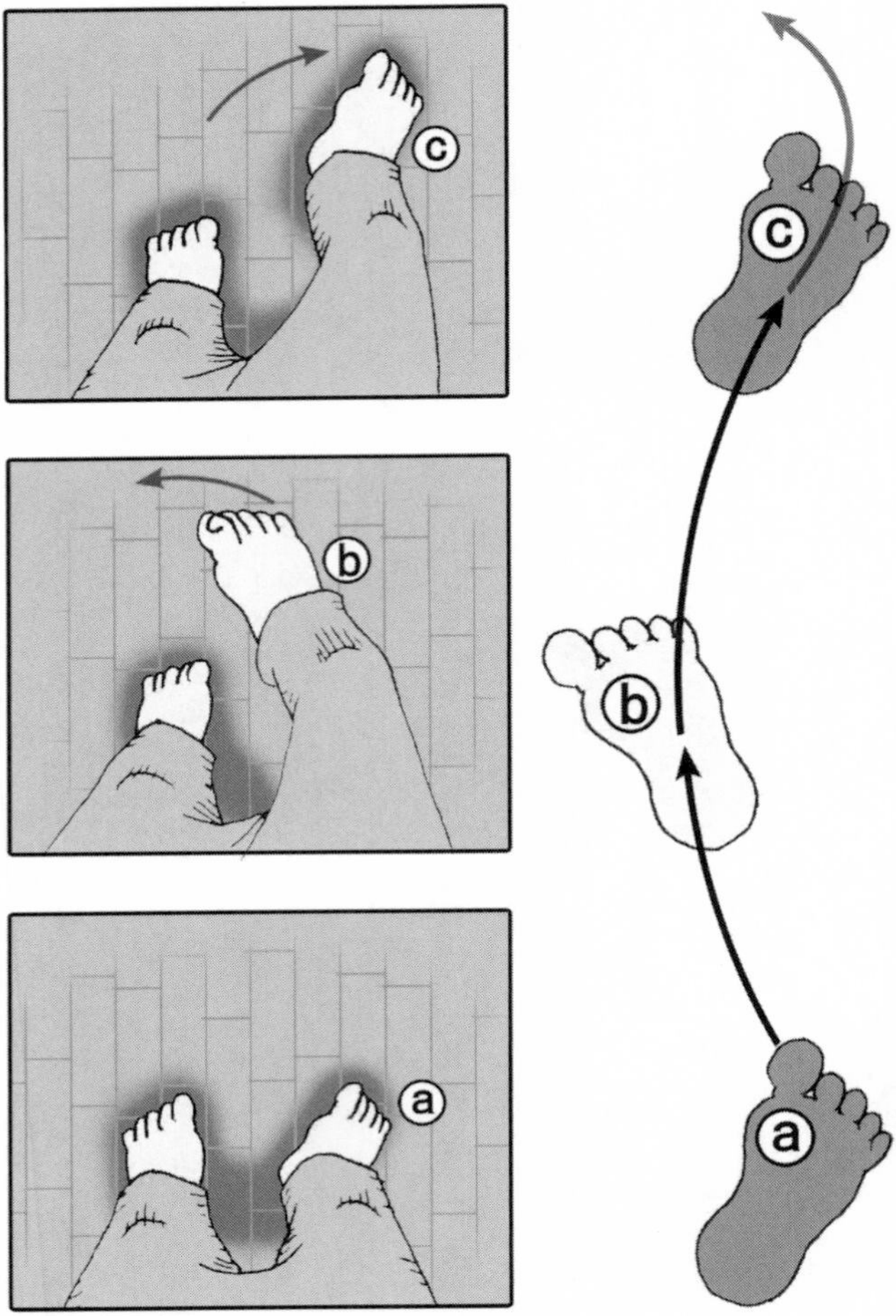

内回しⓑと外回しⓒ

足の回転作用は、骨自体の構造の形に由来している。踵骨（かかとの骨）の底部は平らでなく、地面と平行でもない。踵骨が傾いているおかげで、足が前方に回転して中央（身体の中心）に向かって移動し、つま先が地面を離れるときの推進力を、アーチ機構を使って補うことができる。そのためには、ちょうどぞうきんを絞るときのように、足の後ろ半分と前半分を互いに独立に動かせなければならない」（前掲『サピエンス異変』、傍点筆者）と述べています。

「ぞうきんを絞るときのように」というウォードの表現はたんにS字形に動かすというだけでなく、立体的にも親指を上げて足の裏のアーチを意識するようにねじれという意味で「言い得て妙」だと思います。ちなみにこの「ぞうきんしぼり」の形は私のエクササイズにも含まれています（第一章39ページ参照）。

ウォードの話にずいぶん付き合ったために、話が少しわかりにくくなってしまったので、もっとわかりやすい実践的な練習方法で歩き方の話を締めくくりたいと思います。

それは次ページの図のように「あおり足」をすればいいのです。そしてそのあおり足の際も、親指を少し上げて行ってください。ここで気をつけることは、姿勢が前かがみにならないようにすることです。そのためには上の図のように、片手を背中側に回して反対の

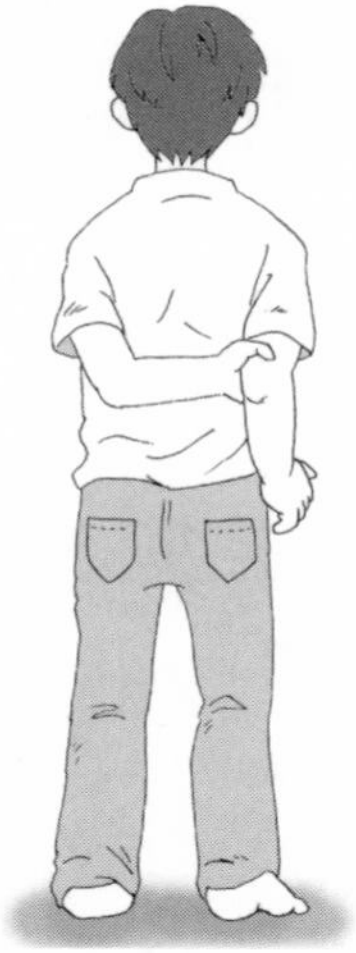

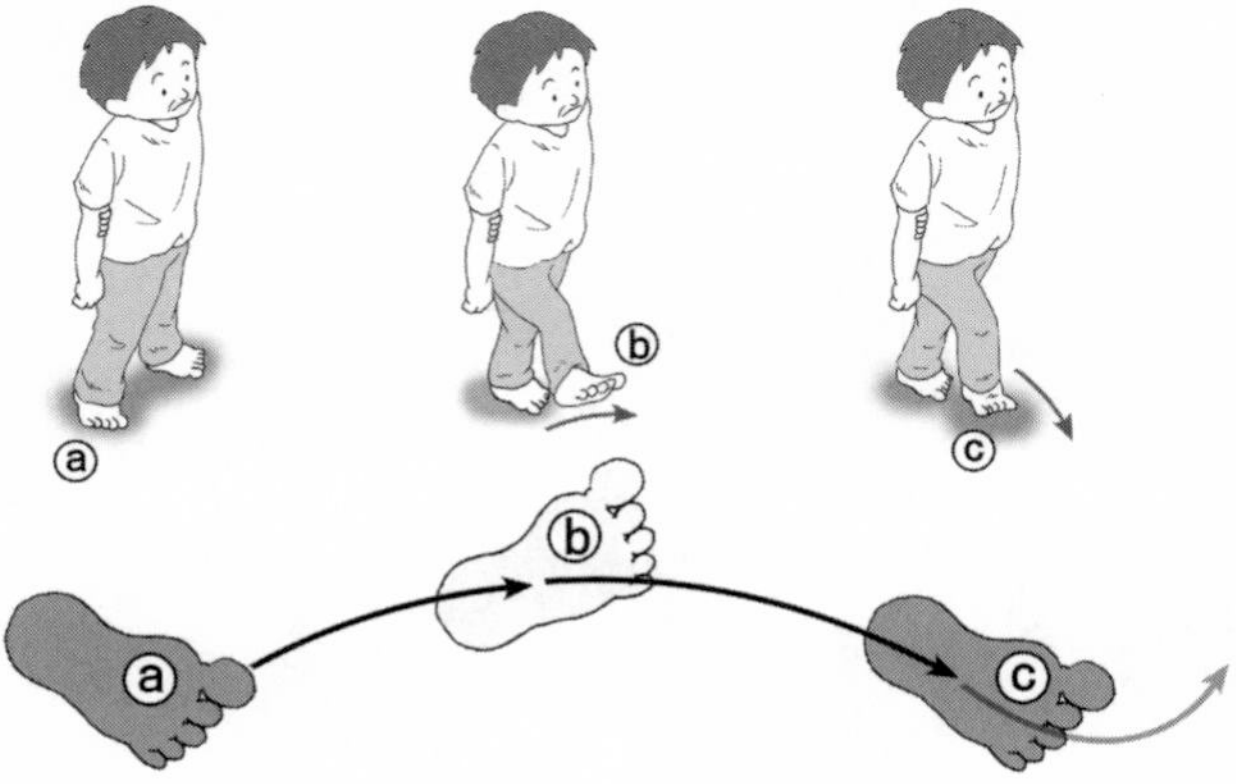

あおり足

腕のヒジを軽く握り、その腕を軽く振りながら歩く練習がとても効果的です。

しかし、いずれにしても、その絶妙な足の動きは、足の爪先（親指）から始まっているということです。親指の大切さは、どれほど強調しても強調しすぎということは決してないでしょう。

人間の手足は魚のヒレから進化した

からだの躍動力の元は、直立二足歩行する人間の場合は足、もう少し広げると「手足」なのですが、その人間の手足は、進化の歴史をさかのぼると「魚のヒレ」でした。ちなみに、魚の躍動の元は、ヒレと背骨になります。この場合魚のヒレは厳密には骨になっておらず骨以前のスジでできた手足です。魚にはこうしたスジ状の素早く動くヒレを持ち敏捷性のあるカツオやマグロのような条鰭類《じょうきるい》と、肉厚の内に未発達ながら骨のヒレを持ち動きの鈍いシーラカンスのような肉鰭類《にくきるい》からなっています。肉鰭類からは後にサンショウウオなどの両生類が生まれてきました。

２００４年、古生物学者のニール・シュービンは、３億７５００万年前に生きていたティクターリクと命名した貴重な魚と両生類をつなぐ動物のほぼ完璧な全身の化石を発見し

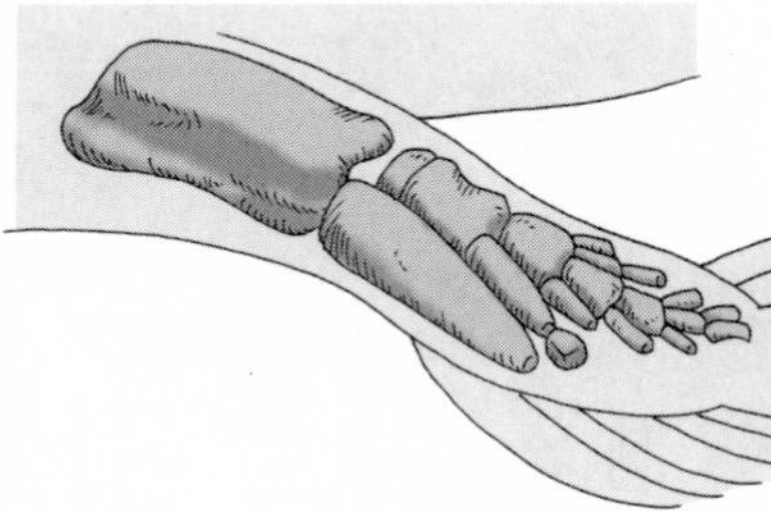

ティクターリク

『ヒトのなかの魚、魚のなかのヒト』ニール・シュービン（早川書房）より

ています。ティクターリクの化石からは、人類につながる手足の指と甲の骨の発達がはっきりと確認されます（原題Your Inner Fish:『ヒトのなかの魚、魚のなかのヒト　最新科学が明らかにする人体進化35億年の旅』ニール・シュービン著、垂水雄二訳、早川書房参照）。

一方、鳥の翼は手と腕の骨が進化したものだということも確認されています。したがって、手と足の骨が動物の躍動を支えていることは間違いありません。

ダーウィンの生きた19世紀後半にリチャード・オーウェンという古生物学者がいます。彼は魚から腕が伸びて両生類に進化した手（ヒレ）から腕に着目し、当時としては画期的な骨の説明をしています。「上腕は一本の骨、前腕は二本の骨、そして手首（手根骨）に細かい骨があり、その先に指の骨がある」と、基本構造を初めて解剖学的に解明したのです。動物の動きを理解するには、何よりも骨の構造を理解しなければならないというわけです。

最後に近年、人間の歩行を、筋肉だけの力ではなく、総合的な骨格（骨と関節）の連動によると解説している研究者を紹介しておきましょう。イギリス・ケンブリッジ大学のクリス・バーゴインという人体工学者です。

彼は骨と関節の連動を、コンポーネント・アクションズ（component actions）と呼んでいますが、その歩行の説明の箇所を引用してみます。

「歩行は骨と関節の数個のコンポーネント・アクションズによって成立している。たとえば骨盤が回り、身体が立ち脚を軸に回転し、自由になったほうの脚が前方へ投げ出され、かかとが地面につき、以前の立ち脚から新たに前方へ動かされた脚へ体重を移す調整が行われる。膝、足首（足関節）、足の多くの場所でわずかなたわみが発生するおかげで、足は踏み出すたびに滑らかに地面に着き、地面から離れる。この複雑な動きで生じる歩行を可能にしている力の総和は体重の八倍ほどにもなる」（原題ANATOMIES:『人体の物語　解剖学から見たヒトの不思議』ヒュー・オールダシー＝ウィリアムズ著・松井信彦訳・早川書房より、一部筆者が原文に忠実に訳し直した）

歩行のコンポーネント・アクションズ（骨と関節の連動）によって、筋肉の力はほとんど借りずに体重の8倍の力が生み出されるということです。人間は軽くジャンプするにも体重の5倍の力が必要だといわれていますが、私は直感的に軽快に歩くにはジャンプする力が必要だろうと思い、序章で紹介したデイサービスで健康体操を実施する時、利用者さんたちに筋トレはまったくせず、骨と関節の使い方だけでジャンプができるように指導したところ、歩行能力を画期的に改善することができました。

歩行がままならない高齢者にジャンプをさせると私が言った時、デイサービスのスタッフは全員「そんなことは無理です」と言いました。結果的にはほとんどの人がジャンプまでできるようになったのですが、私は自身の骨格の実践研究によってクリス・バーゴインのコンポーネント・アクションズとほぼ同じ結論に達していたのです。人間のからだのダイナミズムの大本は骨であり、そのまた大本は足の親指の骨だということです。

第三章　足の親指から見る文化

人間は走るために生まれた

少し前に日本のマラソン愛好家の間でも流行っていた「BORN TO RUN：走るために生まれた」ということばの生みの親であるハーバード大学のダニエル・リーバーマンが、現時点でランニングの運動学の第一人者であることはまず間違いないでしょう。

リーバーマンは自身がアマチュアランナーであるだけでなく、研究対象であるアフリカの狩猟採集民族サン族やハッザ族と生活を共にし狩りに同行したり、またメキシコの長距離ランナー民族タラウマラ族と親しく接して細かく取材したり、はたまたアリゾナ州の標高2000メートルを超える約40キロの山岳コースを馬と競走する「マン・アゲインスト・ホース」レースに自ら出場したりしています。

つまり彼は、頭だけの学者ではなく、からだを張ってフィールドワーク、つまり実践研究する進化生物学者なのです。観察的研究者としても彼はハワイ、コナで行われたアイアンマン（鉄人）世界選手権大会（フルトライアスロン、遠泳3・86キロメートル、自転車180・25キロメートル、最後に42・195キロメートルのフルマラソン）を観客の一人としてしっかり観戦しているのです。

リーバーマンは何十年もの間、「人間はなぜランニングを進化させてきたのか」という問いの答えを追い求めてきました。彼の最新作（邦題『運動の神話』中里京子訳〔早川書房〕）の原書の副題（Why Something We Never Evolved to Do Is Healthy and Rewarding）にあるように、それは、決して「Healthy（健康のため）」でも「Rewarding（何かの報酬のため）」でもないのです。リーバーマンがたどりついたひとまずの答えは、「生きるため」、もっと具体的にいえば、初期人類がハゲタカやハイエナとの腐肉あさりの競争に勝ち「肉が喰いたい」ためだといいます。

しかし、この答えとは別の「なぜ人間は走るのか」という問いの、より高度な文化人類学的な答えをリーバーマンはほとんど自然かつ直観的に導き出してしまったのです。『運動の神話』の第九章「ランニングとダンス」でリーバーマンは、狩猟採集民族サン族がことあるごとにダンスをするということ、しかも、マラソンのように長時間延々と真剣にそして情熱的に踊るということ、そして特にすぐれたダンサーは何かに取り憑かれたように意識もうろうとしたハイの状態になると書き、それはちょうど長距離ランナーがランナーズハイになるのと同じだということに気がついたといいます。そうしたハイの状態を心理学では「変性意識（altered state of consciousness）」といいますが、これは一種の宗教意識と言えるものです。

人間が「立ち上がった」こと、「直立二足歩行」「ランニング」「ダンス」といった人間の活動のベースを私は「身体の垂直性」ととらえますが、からだが足から、背骨、頭と垂直に連なり、天と地がからだを通して、ある種の呼吸（プラーナ、プシケー、生命エネルギー）レベルでつながることを、古代から多くの文明で人間の能力のベースとして活用してきました。東洋では瞑想や坐禅、気功などと言われているものです。

そして、こうした活動の身体的な出発点として、足の親指および足の裏（アーチ）の骨がある種のポンプとして大地のエネルギーを吸い上げているのです。

あるいはスパニッシュダンスの強い足踏みやアイリッシュダンスのステップ、はたまた狩猟採集民の一昼夜にわたる延々と続くダンスを可能にする足の骨の強さが、人間の不思議な魂の力を生み出しているのです。

ダンスと音楽と足の指

ダニエル・リーバーマンがマラソンとダンスの共通性を発見したのは人類学的に非常に意義があることだと思います。しかし、その発見以前の２００６年にバーバラ・エーレンライクという歴史や人類学に広く関心を持つ世界的なベストセラーもあるアメリカの作家・ジャーナリストが『DANCING in the STREETS:A History of Collective Joy（未邦訳）』という書物で似たようなダンスと宗教意識の共通点について述べていました。

キリスト教の初期段階で民衆が踊り出し熱狂していくと、教会の「広間」から「通り」(in the streets）に出て鎌倉時代の仏教者一遍一派（時宗）のように「踊り宗教」化し、踊りに歩行およびランニングが重なって宗教的熱狂性が高まっていくことを書いています。

さらに彼女は、後半の「The Rock Rebellion（ロックの反乱）」という章でエルビス・プレスリーやビートルズの例を挙げながら、キリストは歴史上最初のロックスターだったと興味深いことをいっています。

ここでリーバーマンが展開したランニングとダンスの関係にもうひとつ重要なことを付け加える必要があるでしょう。それは音楽です。人類の文化の発祥の最初にある種の音楽があったのです。この音楽とは、現代人が考えるバッハやベートーベンによって完成された高度な形式のものではなく、太鼓と笛、そしてそれ以前の手拍子、足拍子といったリズムが中心のすこぶる身体的なものでした。

その音楽もまた、足と深く結びついているのです。例えばロックのリズム。ロック歌手の元祖エルビス・プレスリーは、腰を激しく振るダンスで全米の若い女性たちを熱狂させましたが、彼の腰振りダンスを成立させていたのは彼の足の指（特に親指）のバネでした。

『フォレスト・ガンプ 一期一会』という有名な映画では、トム・ハンクス演じる足の不自由なフォレスト少年が足のプロテクターを上手くテコのように使い、膝と腰を異様にゆさぶる動きをしたら、ガンプ宅（民宿）に泊まっていたプレスリーがそれをマネして、かの「腰振りダンス」が生まれたというストーリーになっています。映画という創作の世界の話ではありますが、真偽はともかく筋肉がまひしてギプスを付けたフォレスト少年のぎこちない骨・関節主導の足と腰の動きをプレスリーがマネして、この上なくセクシーな動きにして若い女性たちを夢中にさせたという脚本家の着眼点は、すぐれて身体的なものだと感心しました。

喜劇スターと足

ランニング、踊りに音楽と、身体性にからむ重要な文化をおさえてきましたが、私が、身体性がとても高いと思う人たちに喜劇役者がいます。世界的にみて喜劇のスーパースターとして多くの人が挙げるのはチャーリー・チャップリンだと思いますが、同時代にチャャップリンと並んで三大喜劇王といわれた人たちがいました。ハロルド・ロイドとバスター・キートンです。この3人は20世紀前半の無声映画時代の喜劇役者で、当然1949年生まれの私は、チャップリンを除きほとんどリアルタイムでは知りません。

しかし、残された映像で観ると、3人とも思っていた通り、足の動きがとびぬけてすぐれています。

チャップリンの先の丸くふくらんだ靴と極端なガニ股（O脚）は有名ですが、これはもちろん爪先（親指）を重くして足の指の関節から、足首の関節、さらに膝関節をゆるめて強調した足、脚の形であり、歩き方なのです。

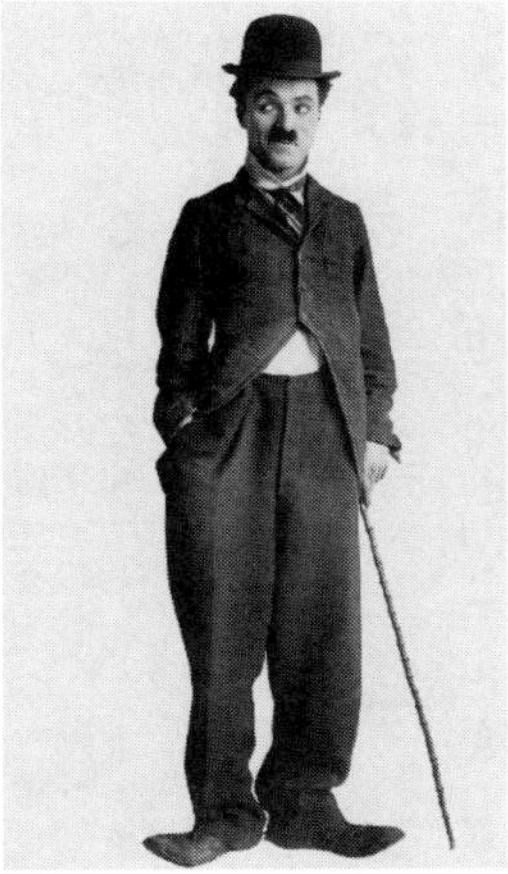

チャーリー・チャップリン

映像を観るとロイドもキートンも見事な動きをしています。キートンはチャップリンと共演した「チャップリンvsキートン」というボクシングを喜劇にした短い映像で、ボクシングの専売特許ともいうべき軽快なフットワークを見せています。その映像でひとつ、キートンの足に関して興味深かったのは、キートンがリングに入場しようとした時、足をリングロープに引っかけて2本のロープが足にからまり宙づりになってしまい、暴れるシーンです。この見事な演技からキートンの足首の柔らかさと足の甲と足の指がとても強いことがわかります。

3人より時代を下った喜劇スターに、アメリカのマルクス兄弟がいます。足や歩き方にからめると5人いるマルクス兄弟の3男グルーチョ・マルクスが特に有名で、あひるのような形で倒れそうに前傾した歩き方（Ducks Step Walk）で笑いを誘っています。

人間の直立二足歩行が不安定で倒れやすい姿勢だということの説明に、ダニエル・リーバーマンの『運動の神話』にもジェレミー・デシルヴァの『直立二足歩行の人類史』にも「グルーチョ・マルクスのような歩き方」というような表現がでてきます。その独特な歩き方だけでなく、決してスリムとはいえない頭でっかちのそのからだでのダンスのステップも見事なものです。間違いなく、親指と足首が強く柔軟なのです。

日本の喜劇王では、少し古いところではエノケンこと榎本健一さんがいます。彼も往年は見事な足さばきを見せていました。また2020年に新型コロナで亡くなったザ・ドリフターズの志村けんさんの「ヒゲダンス」も足および足の指を上手に使っています。その少し前の世代のハナ肇とクレイジー・キャッツの植木等さんの「スーダラ節」も、上手に膝、足首、足の指を脱力させて巧みに動かしています。序章で触れたコント55号の欽ちゃんの坂上二郎さんへの舞台での跳び蹴りも、蹴る直前に上手に脱力して、二郎さんにケガをさせないようにしているのですが、これも高度な足の指、足首のテクニックなのです。

モハメド・アリのフットワーク

「フットワーク」は、もともとはボクシング用語でした。そのボクサーでもっともフットワークがすばらしいのは「蝶のように舞いハチのように刺す」ということばで有名なモハメド・アリでしょう。しかしアリのボクシングスタイルも100％彼の独創というわけではありません。ボクシング史上もっとも傑出したボクシングトレーナー兼コーチといわれたアンジェロ・ダンディーに教え込まれたボクシングスタイルなのです。アンジェロ・ダンディーはアリの他にも、5階級制覇した天才ボクサーであるシュガー・レイ・レナードやアリの好敵手として知られ、2度ヘビー級王座に就いたジョージ・フォアマンも教えていました。彼のスタイルは、相手を打ちのめすのではなく、華麗に動き、相手を疲れさせ自滅に追い込むボクシングです。

私は以前、日本バンタム級上位のランカーを指導したことがあります。彼は30代半ばで

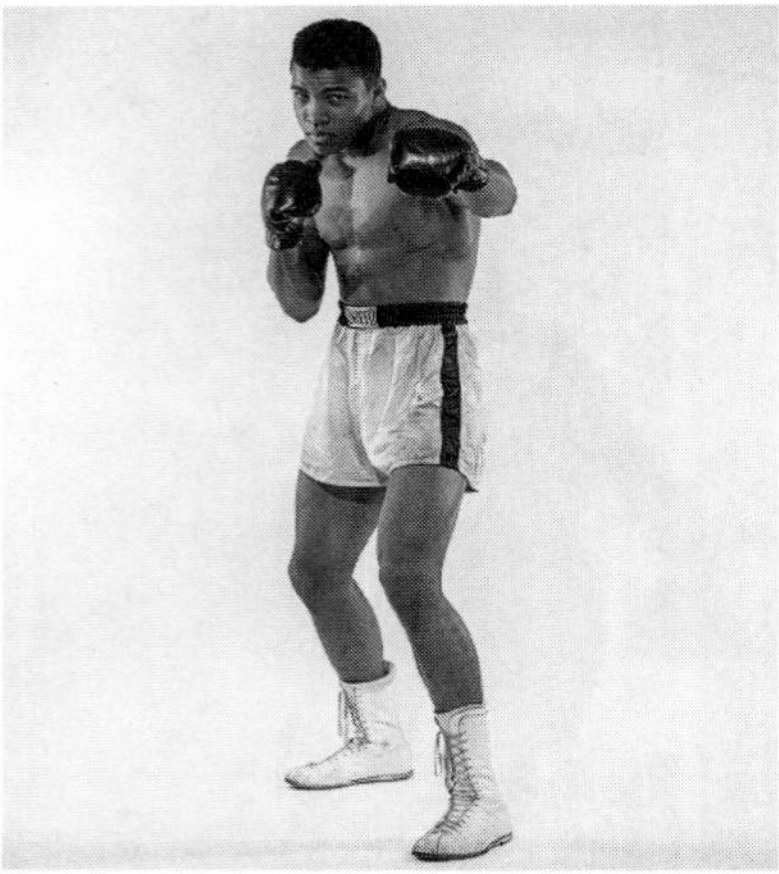

モハメド・アリ

膝にケガをして、その治療と調整を兼ねて、私が指導する骨の調整と呼吸法を教える道場（当時私の主宰していた教室は身体哲学道場湧氣塾といいました）に名古屋から定期的に通うようになったのです。

私は彼に、筋肉主導ではない、骨と呼吸に基づいた決してアグレッシブ（攻撃的）でない動きを指導しました。彼はたちまち脱力のコツを覚え、年齢的にはまれに見るような軽快に動くボクサーとして復活しました。その彼の試合を観に後楽園ホールに行った時のことです。いまでも記憶に残っているのは、観客の中から時おり、「ボクシングをやれ、ケンカじゃねえぞ！」と声がかかるのです。私もあらためてボクシングはケンカのような戦いではないということを実感しました。

アリの「蝶のように舞う」のが正しいボクシングなのです。「ボクシングとは手を使ってなぐり合う」スポーツではなく、あくまで「足を使い、軽快なフットワークで舞う」スポーツなのです。

アメリカ合衆国におけるアリは、黒人の人種差別解放の象徴的なヒーローであり、ベトナム反戦、戦争反対、平和主義者の鑑《かがみ》でもありました。実際モハメド・アリは徴兵を忌避してアメリカ合衆国から有罪判決を受け（その後連邦最高裁で無罪）、タイトルを剝奪されました。ボクサーとして全盛期の25歳からの3年半、法廷闘争のため試合ができない状況になったのです。その間「ボクシングのチャンピオンがなぜ敵と戦わないのか」「実は腰抜けだったのか」とさまざまな非難を受けましたが、アリは敢然と「なぜ、罪もない人を殺しに行かなければならないのか。そんな戦いはボクシングにはない」と明快に答えました。アリは人間として実に勇気のあるアメリカの英雄でした。

そのアリの姿を見て当時中学生だったバラク・オバマは政治家を目指したといいます。オバマが大統領になった後、ホワイトハウスの執務室に近い個人の書斎にアリから贈られたグローブをかざっていたのは有名な話です。蝶のように舞うアリのフットワーク、つまり、強靱な足が、親指が、勇気ある男を生み出したと言えるのです。

究極のダンサー

史上最も成功したアーティストとも言われるマイケル・ジャクソンは踊りの天才でもありました。彼は1982年に発表したソロアルバム『スリラー』のタイトル曲の画期的なミュージック・ビデオで、ゾンビたちと踊ったダンスやムーンウォークという前に歩く動きで後ずさりしていくダンスなど全く新しい動きを踊りに取り入れました。

マイケルは少年時代から歌唱力とリズム感は抜群でした。そのマイケルの踊りの秘密も足の指（親指）にありました。彼は先の丸いスリッポンと呼ばれる靴を履いています。そして、踊りの間に膝を曲げ、カカトを上げてトウシューズのように爪先立ちをするのです。この動きで腰は完全に浮き上がり、特殊な上半身の垂直性を創り出して半ば空中に浮いた形で踊るのです。この時、からだの重さは普通の人とは違ってほとんど腰にはかかっていないように見えます。

これは日本人のいわゆる「足腰文化」とは全く対照的なからだの使い方です。いうまでもありませんが、そのからだと動きは限りなく軽快です。

しかし、このマイケルのからだ使い、すなわち身体性はマイケルの独創ではありません。マイケルが手本にしたダンサーがいるのです。それが1930年代から全米の映画、舞台を席巻したフレッド・アステアです。アステアにはバレエの上手なお姉さんがいて、幼少の頃から2人で一緒に舞台に立っていました。若い時は映画や演劇の世界でほとんど認められませんでしたが、30代を過ぎた頃からその踊りの卓抜さと振り付けの妙に映画界が注目したのです。特にアステアのどんな演目にも対応できる器用で上手なダンサー、ジンジャー・ロジャースと組んでたちまち全米を魅了しました。一流のバレエダンサーがアステアと一緒に踊るとモソモソと鈍い動きに見えるほど彼の動きはリズミカルで歯切れがいいのです。アステアはタップダンスを取り入れていますが、タップダンスとはすなわち爪先とカカトを巧みに動かす文字通り足のダンスなのです。

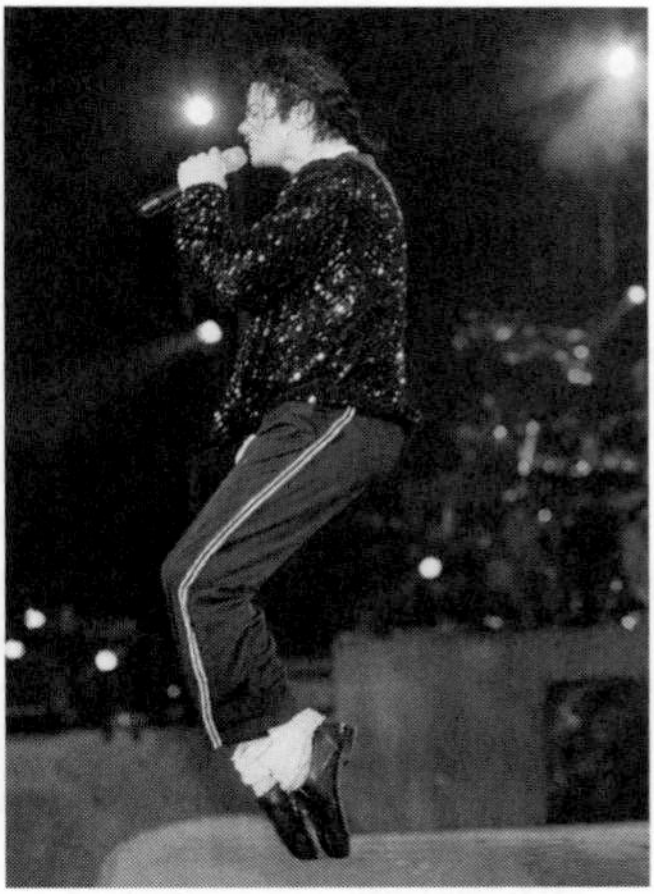

マイケル・ジャクソン

アステアは50歳を過ぎてからも見事な踊りを見せ、俳優としても成功しました。代表作には『足ながおじさん』や、オードリー・ヘップバーンと58歳で共演した『パリの恋人』

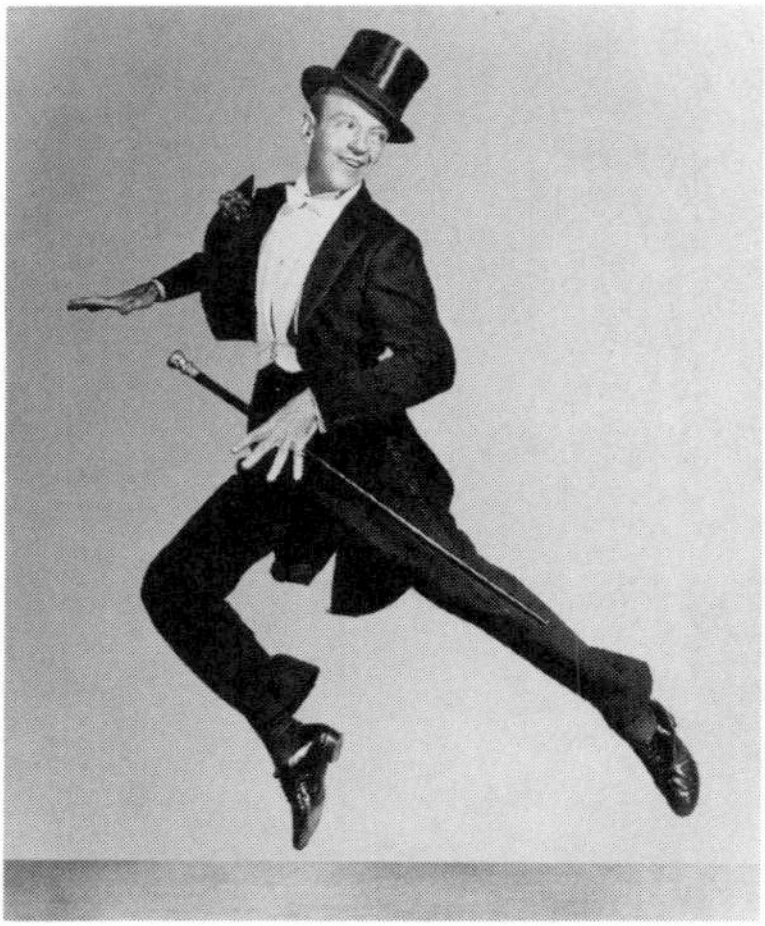
フレッド・アステア

などがあります。
　踊りの王様はバレエと言われますが、当時天才の名をあますところなくとどろかせた男性トップバレエダンサーのルドルフ・ヌレエフもミハイル・バリシニコフもアステアのことを絶賛しています。ある夜、バリシニコフが自分のステージが終わり自宅でテレビをつけたらアステアが踊っていて、それを見て自分にガッカリしたと語っています。それほどアステアの踊りは完璧だったのです。
　そのアステアの歩き方を見るといつでもカカトは浮いています。つまり、常日頃、どんな時でも自然に爪先（親指）で歩いていたのです。

人類最強の走る民族

　２０１５年に日本で出版されたダニエル・リーバーマンの『人体６００万年史　科学が

明かす進化・健康・疾病』（塩原通緒訳、早川書房）上巻の帯に太字で「クリストファー・マクドゥーガル絶賛」とありましたが、このマクドゥーガルというジャーナリストが書いた『BORN TO RUN 走るために生まれた ウルトラランナーvs人類最強の〝走る民族〟』（近藤隆文訳、ＮＨＫ出版）は全米でも日本でも大変話題になりました。

その本により、一躍世界に知れ渡ったのがメキシコ北西部コッパーキャニオン（グランドキャニオンの4倍の面積がある）に住む人類最強の走る民族・タラウマラです。タラウマラにはもうひとつ、ララムリという呼び名があります。ララムリとはタラウマラ語でそのものずばり「走る民族」という意味なのです。このララムリという名前のほうが世界的には有名かもしれません。

アフリカの狩猟採集民族サン族は獲物を追って長距離を走りますが、彼らが走るのはサバンナ、すなわち平地です。一方ララムリが走るのは山あり谷ありの標高２０００メートルを超える山岳地域なのです。

２０１３年には、ＮＨＫの番組「地球イチバン」で格闘技の元チャンピオンの魔裟斗《まさと》さんを「旅人」役として「世界一走り続ける民～メキシコ・ララムリ～」が放映されました。

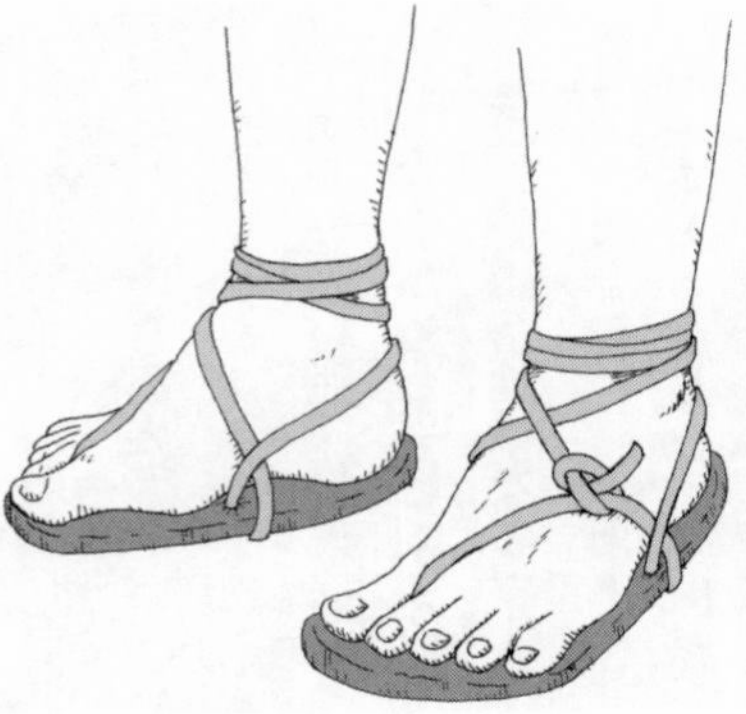

ワラーチ

魔裟斗さんがララムリに興味を持ったきっかけは、アメリカで開催されたウルトラマラソンに参加したララムリが圧勝したことでした。１００キロレースを軽くこなす、彼らの体力の秘密を知りたいということでした。

番組では、まず、ララムリが住む山奥の集落に４ＷＤのランドクルーザーで向かいました。周りに岩が鋭くそびえたつ渓谷を進んで行き、たどりついた丘の上で暮らす人々が子供も女性もみな走り回っているのに驚かされます。

ヤギを放牧し、トウモロコシやマメの栽培で生活する彼らは、常に走り回り、毎日谷までの険しい道なき道を１０００メートル下り、20リットル入りのボトルで日に2回水をくみに行くのです。30代半ばで週6回のトレーニングをかかさず、体力に自信があった魔裟斗さんも、この日常の段階でとてもかなわないと白旗をあげてしまいました。ともかく走ることの好きなララムリに「なんで走るのか」と聞いてみると誰も答えられず、ただ「みんなが走るから」と言っていました。

そのララムリの驚異的な走りの秘密は、彼らの履くワラーチという古いタイヤを利用した編み上げサンダルにありました。これはリーバーマンをはじめとして、多くの研究者の一致した見解です。底のフラットなゴムのサンダルは、岩場を含むでこぼこ道でも足を痛めずに走れるのです。

もう少し詳しく説明すると、ワラーチを履いて走ると裸足で走るのと同じように、まず足先（土踏まずより前）が先に地面につくので、フォアフットランニング、あるいはミドルフットランニングとなり、足首にかかる衝撃が緩和され膝にも腰にも優しい走り方になるのです。

人はなぜ走るのか

なぜララムリの人々はそんなに走るのか。じつはこれには少し悲しい歴史が秘められています。16世紀、スペインがメキシコに攻め込んできた時、戦うことが嫌いなララムリは当時住んでいた平地から山の奥に逃げ込みました。そしてそれ以降500年間、現在に至るまで山岳地域で独自の生活と文化をはぐくみながら暮らすようになったといわれています。

つまり、アフリカのサン族が「生きるため」、つまり食べるため、獲物を捕るためにある種の闘争として「走り続けた」のとはちょうど逆の意味で、「生きるため」、つまり敵から逃げて「平和に生きる」ために「走り続けた」ということなのでしょう。

そこには人類学的には「キバを失い」、「戦いを放棄」した平和的な人類の姿をみることができるかもしれません。「人はなぜ走るのか」という問いに対する答えのひとつとして「平和に生きるために走る」のだという答えもありうるのかもしれません。

ララムリが500年の歴史の中で残した足と走りにからむ文化で、ララムリにとってとても大切なララヒッパリという伝統競技があります。ララヒッパリはソフトボール大の松の木で作った球を蹴りながら28時間走り勝敗を競うものですが、それを、村をあげて周りの人たちが応援します。

少女たちは民族衣装をつけたままスカートをなびかせて所々一緒に走ります。少年の父親は競技の始まる前に、松の木で新しいララヒッパリ用の新しいボールを作ります。

競技が始まると、不思議な緊張感があたりに張りつめます。決してボールを手で触ってはいけません。でこぼこの道なき道で岩もあり小川もありで、木の球は思うようにコントロールできずに順位はめまぐるしく変わります。一昼夜雨が降ろうと雪が降ろうと（この日のララヒッパリの撮影中には大粒のひょうが降りました）続行するのです。当然そのボールコントロールには足の指、甲を使います。

映像でとくに印象に残っているシーンは、試合後に惜しくも勝てなかった少年が少しくやしそうに足の親指を巧みに使ってボールを何回もこねているところでした。ララムリにとって、この木の球は丸い世界そのものであり、さらにいえば「命」だといわれています。少し付け加えれば、自然、大地の命（エネルギー）が木の球を通して足からからだに入ってくるということでしょう。

コラム④　スケルトンキーズ

人間世界はいつ、いまの常識や科学を超えて「骨」と「生命」について正しく理解できるようになるのでしょうか。ある日アメリカで２０１９年に出版された『SKELETON KEYS:THE SECRET LIFE OF BONE（『骨が語る人類史』ブライアン・スウィーテク著、大槻敦子訳、原書房）』という恐竜好きの変わったサイエンスライターの書いた本を見つけました。この本は私が「骨」と「からだ」について普段考えているいわゆる科学では教えられない神秘的なところと、間違いなく科学以前の「骨」と「からだ」のこの上なく「物質的なところ」を書いてくれているのでとても嬉しくなりました。

“SKELETON KEYS”（スケルトンキーズ）とは、「マスター・キー」あるいは「万能キー」（細かいギザギザがないため多くのカギを開けることができる原型的なキー）、少し拡大解釈すれば「からだの神秘の扉」を開けることができる「骨という特殊なキー」ともいえるかもしれません。

『ネイチャー』や『サイエンス』といった一級の科学誌にはこの本の書評が載っているのですが、例えば『サイエンス』は「著者はあなたの内側でからだを支える『骨』というものの全く驚くべき複雑さに不思議な感覚を喚起されずにはいられない」（筆者訳）と書いています。

一般の人が信じる科学の客観性を超えたものをこの本は喚起してくれるというのです。まさに我が意を得たりという思いです。ようやく、世界は「骨」の神秘のベールをはがそうとするところまで来ているのかもしれません。もっとも、日本の医学者でも林泰史《やすふみ》さんが1999年に書いた『骨の健康学』（岩波新書）で、骨を健康にしておけばスケルトンキーよろしく（万能キーのように）、からだをすべて健康にすることができるといっています。

2021年、40代前半の男性が湧氣塾に入塾してきました。彼は小学生の時から宇宙の不思議と自分（人間）の存在の不思議が気になって筑波大学から京都大学の大学院に行ったが、自分が思い描いた研究分野が既成の学問の領域になく、現在はある企業の研究所で材料開発の研究をしているそうです。科学的世界観やいわゆる客観世界の探究に限界を感じていると言います。

私の長く関心を持ってきた哲学や思想の世界も、このコロナ禍の間に大きな転換を見せ、アカデミズムがほぼ200年ぶりに、直観や神秘主義、宗教的な叡智を認めるようになってきたようなのです。理系万能と思われた社会が少し変わり、文系（文学、歴史、哲学）へもう一度関心を寄せ出したことで、「文転」した理系の学者たちもいます。

「骨」や「からだ」は先にもいいましたが、神秘的であると同時にある意味でしっかりした物質的実在として存在しているのです。筑波大学の大学院で生物物理学を学びドクターになった後、名古屋大学の医学部に編入して医師になっている30代後半の弟子は、私の「骨と呼吸の勇崎メソッド」のような確実な成果を上げている、ある意味で徹底的に物理的（フィジカル）にからだに働きかける運動療法は、現代医学の領域には全くないと言っています。

柔道金メダリスト阿部一二三選手の「たこ足」

２０２１年の東京オリンピックにおいて、井上康生・増地克之両監督下の日本柔道チームの活躍はひときわ光っていました。

例えば兄妹で金メダルを取った阿部一二三《ひふみ》選手と詩《うた》選手。彼らの身体的強靭さを私が解析すると、２人の足の指の骨の強靭さにたどりつきます。少し前、阿部一二三選手が注目され出した時、ある新聞で彼の足の指が柔道用語でいう「たこ足」で、普通の状態で足の指の第二関節がほぼ直角に曲がっていて指先が柔道タタミに食い込んでいるように見えるということが書かれていました。

私は小学校１年生の時に世田谷の道場で柔道を始めた経験、また柔道の神様と言われた三船久蔵の柔道を実際に見たことのある世代として、柔道家の足の特殊性については以前から注目していました。

「たこ足」の指だとどうなるのか？　足が地に吸いついたようで、普通では技をかけたり、投げ飛ばすことはほとんどできないのです。この足の指の骨は遺伝するのでしょうか、当然、妹の詩選手も同じような指をしているのでしょう（もちろんこの「たこ足」という資質が柔道家にとって絶対というわけではありません。阿部兄妹が一生懸命稽古をしたからこその金メダルだったことは言うまでもありません）。

この柔道家の、時に「柔道力」と呼ばれる力は、実は足の指の骨の強さが非常に大きなウエイトをしめています。私の呼吸法と武道の師である西野皓三《こうぞう》先生の足の指も「たこ足」でした。幸い、私の足の指も「たこ足」です。この種の足は１００人にひとりとも１０００人にひとりともいわれています。

60キロ級でオリンピック３連覇を達成した野村忠宏さんが、テレビで興味深い話をしていました。現役の時、力をつけようと１００キロ超級でオリンピック銀メダルを取った篠原信一さんと練習したそうです。すると篠原さんが、「お前は技が上手なんだろうと思っていたら、力ものすごく強いなぁ」と驚いたというのです。

そこで司会者が「でも野村さんは、壁にたらしたロープを腕の力だけで登りますから、握力が凄いんじゃないんですか」と訊くと、野村さんは「いや握力は平均以下です」と答えました。野村さんは「この力は柔道力なんです」と言うのですが、この全身の力は筋トレで養成できる単純な筋力ではないのです。実際、現役時代にも野村さんは一切「筋トレ」をしなかったそうです。

じつはこの番組は「筋肉の力」を特集したもので、番組には筋肉学の第一人者、東京大学の石井直方さんも出演していました。野村さん自身も医学博士号を持っています。その野村さんが、自身の「不思議なからだの力」について「柔道力」ということばですませていて、筋肉学の権威も何も言わないということは、既存のサイエンスという学問レベルではじつは人間の「からだの力」はほとんど解明されていないということなのです。

これは私に言わせれば間違いなく、「氣の力」、あるいは「呼吸の力」であり、「足の指の骨の力」なのです。科学では定義できないが柔道家は誰でも知っている「からだの力」が現実に存在しているのです。言うまでもありませんが、相撲の世界でも、からだが大きく筋肉の力が強い人が強いのではありません。「相撲力」の強い人が、もう少しわかりやすくいえば、足、腰の骨の力が強い人が強いのです。

メッシのラストパス

２０２２年のＦＩＦＡワールドカップ・カタール大会は、森保一《もりやすはじめ》監督率いる日本チームが１次リーグでドイツ、スペインに逆転勝ちし、決勝トーナメントに進むという大健闘はしたものの悲願のベスト８入りは果たせず、世界のトップにはまだかなりの差があるという思いを残さざるを得ませんでした。クロアチア戦に負けた直後の元代表監督岡田武史さんの「まだ足りない」ということばが印象的でした。しかし思えばプロリーグであるＪリーグができてからようやく30年、長い歴史を持つ南米やヨーロッパのサッカーチームと互角に戦うには歴史が浅すぎるともいえるのです。

哲学者の梅原猛さんが２００６年にアメリカ・メジャーリーグに野茂英雄投手やイチロー選手に続き松坂大輔投手が挑戦することになった時、「日本の野球もたいしたものだ。アメリカのベースボールを輸入して１３５年で本場メジャーリーグと肩を並べるところまで来た」と新聞に書いていました。さらに２０２１年に大谷翔平選手がメジャーリーガーもなしえなかった本格的二刀流を達成するのに約１５０年の歴史が必要だったことを考えると、サッカーが30年そこそこの歴史でワールドカップ上位のチームと互角に戦うには、まだまだ時間が必要ということなのでしょう。

ところで、2022年のワールドカップで何といっても圧巻だったのは、アルゼンチンを36年ぶりの優勝に導いたリオネル・メッシ選手の大活躍でした。メッシは年間91ゴールをはじめとして数多くの前人未到の記録を樹立していますが、今回は祖国の英雄ディエゴ・マラドーナのワールドカップでの通算得点8ゴールを超えてMVPを獲得しました。特にクロアチアとの準決勝の後半、最後の3点目をアシストしたラストパスは芸術的でした。

今回のワールドカップを観ていて、日本人選手の多くがヨーロッパのリーグで活躍していたこともあり、個人の技量が大幅に向上していることには驚きました。しかし、日本人選手の足の使い方はまだ発展途上にあるという感は否めませんでした。

本書で何度も述べてきたように、足の骨のバランスは、3要素の爪先（親指）、カカト・足関節（踵骨・距骨）、足の甲（のアーチ）によって決まります。その中でどれが大切かというより、この3要素は密接に連動しているのです。メッシのラストパスは、3大要素すべてが〝究極の緩み〟の状態になっているからこそ、なしえたものでした。

メッシに限らず、日本が決勝トーナメントでPK戦の末に負けたクロアチアの選手たちのパス回しも見事なものでした。私が彼らの練習している姿を見て感心したのは、その中に頻繁にヒールパスが入っていたことです。日本人選手も確かにパス回しは上手になっていますが、比べると明らかに、爪先（親指）と足首の柔軟さに違いがあるのです。日本がワールドカップの上位に入り優勝を狙うには、まだ少なくとも20年くらいかかるのではないでしょうか。ここでも要点は足の親指なのです。

第四章　足の指の話いろいろ

湯川れい子さんが失神した足の親指の痛み

15年以上前のことです。音楽評論家で作詞家の湯川れい子さんがからだの学校・湧氣塾の稽古に通うようになり、まだそれほど時間が経っていない頃のことでした。その少し前まで彼女はC型肝炎の治療のため、インターフェロンという強い薬をしばらく使っていました。しかし、あるとき湯川さんはその薬にいつまでも頼っていてはダメだと感じ、薬を止めると同時に私の所に通う決心をしたというのです。

ある日、足の親指の骨を強化する特別な稽古をしました。足の親指を内側に少しねじり気味にして折り曲げ、その親指に軽く足の重さをかけてゆさぶるのです。

骨や関節の調整は、時にかなり痛みが伴うことがあります。この稽古はその最上級のもので、痛みの度合いも非常に強いものです。湯川さんは「私は痛いの全然ダメなの！」と普段言っていたのですが、私は時にそういうことばを全く無視して稽古をさせます。

湯川さんのように強い薬を使った人は、その強い薬（毒）は、最終的に骨に流れ込み、からだの下部の骨、つまり足の親指の骨に溜まります。そこで毒素の溜まった足の親指の骨を思いきっていっきょに改善、解毒しようと思ったのです。

数回このエクササイズをして、そのたびに湯川さんは「ギャー」と悲鳴を上げていました。その後、正坐禅（正坐の形で坐禅をする）を稽古場の照明を消して10分ほどしました。その途中で湯川さんは崩れるように横になり、しばらく眠っていました。稽古中に眠ってしまう人はよくいるのでそのままにして20分ほどしてから明かりをつけ、まだ眠っている彼女を起こしたところ、湯川さんは足の親指の骨があまりに痛くて「失神していたの！」「でも、その痛みは、痛すぎてかえって気持ちよかったわ！」「こんなことは初めて！」と言っていました。

その頃は体調がまだ十分には戻っておらず、特に足の骨が弱くなっていて、稽古が終わって食事に行く際も、すぐに行ける近いレストランを選ばなければなりませんでした。それが湧氣球という木球に乗る足の指の骨のトレーニングを始めて半年ほどすると、以前のようにピンヒールを履けるようになるところまで足の骨が回復していたのです。

1年ほど経ったある日、稽古に来た湯川さんは、「昨日、地方講演に行った時、ピンヒールでホテルの庭に出て足をギクッとしちゃったの。絶対ねんざしちゃったと思ったんだけど、平気だったの。絶対コロコロ（湧氣球でのトレーニング）のおかげよ！」と言っていました。

言うまでもありませんが、10センチのピンヒールを履くには、足の親指の骨が強くなくてはなりません。そしてピンヒールでスタスタ歩けるようになってから湯川さんはまた元気に仕事ができるようになり、87歳の現在も現役で世界を飛び回っています。最新刊『時代のカナリア』(集英社)で湯川さんは、「90歳でピンヒールを履きます!」と宣言しています。そしてそのために湧氣塾に「18年以上通っています」と書いています。

天才・西野皓三の編み出した「足の裏から吸う」呼吸法

2021年の秋に湧氣塾に82歳のHさんという女性が杖をついてやって来ました。彼女はパーキンソン病を患い、歩行が困難になっていました。彼女は「なんとかあと2~3年は元気で生きたい。それには勇崎先生に頼るしかない」と言って訪ねてきたのです。

彼女は1980年代の半ば、西野流呼吸法・西野塾という都内の大きな呼吸法道場の指導部長をしていた頃の私をよく知っていたのです。

西野塾を設立した西野皓三先生は、1954年に西野バレエ団を創設、さらにテレビの創設期に何人ものタレントを育て、画期的な番組をいくつもつくり一時代を築いた優れたプロデューサーでもありました。その一方で傑出した身体性の持ち主であった西野先生は、50歳を過ぎてから合気道を始め、数年で氣の武術の達人になり、その後、呼吸法道場として西野塾をつくられたのです。

西野先生は２０２１年6月に94歳の天寿をまっとうされましたが、私は30代のはじめに代々木の合気道の道場でこの天才に出会い、以降西野先生のもとで呼吸法と氣の武道を修業しながら西野塾の創設期から指導部長、教務部長を務め、後に独立して湧氣塾をつくるまでおよそ16年間西野塾で指導してきました。

最初の10年間はほぼ内弟子として寝食をともにすることで、天才の呼吸の妙法を間近で長く観察するという、これ以上ない貴重な体験を積むことができました。他にも天才ダイバー、ジャック・マイヨールと知り合いになれたことも、中国拳法のかくれた達人としてその名を知られていた澤井健一先生と親しくことばを交わすことができたのも、西野先生のおかげでした。

Hさんはその初期のおそらくひたむきに命がけで修業に明け暮れ、人一倍氣の溢れていた若き日の私を思い出し訪ねてきたのだと思います。

私がいたころの西野塾は一クラス１００人を超えることが多く、全体では常時１０００

人を超える塾生が集まっていました。1990年代の全盛期には氣のブームに乗って、テレビで氣のパフォーマンスをしたことなどもあり、各界の学者や医師、演奏家や指揮者、歌手、スポーツ選手や体育大学の教員、武道家を始めとしてソニー、ホンダ、住友銀行(当時)、NECといった大企業の役員クラスの人たちが何人も通ってきていました。一般の塾生も東京道場と大阪道場を合わせると7000〜8000人くらいいました。ただ人数が多いだけではなく、さまざまな人がまるでロックコンサートに集まるような熱気に溢れていました。

西野塾は氣の呼吸法を指導する道場です。その根本原理は西野先生が合気道の修業中に編み出した足の裏から息(氣)を吸い上げるという呼吸法(足芯《そくしん》呼吸)です。西野先生も、足が人間のからだを特別に強化する入り口だということを理解されていたのです。

じつは「足の裏」から息を吸う呼吸法は古代中国の荘子という身体哲学者が2000年以上前に創り上げていたものです。しかしそうはいっても、それを現代に再現した西野師が天才的な身体性の持ち主であることに変わりありません。

西野先生の身体性の特長は、バレエで築いたものでもありました。戦後間もない頃、医学部の学生であった先生は芸術にあこがれ、まず宝塚歌劇団に入団します。阪急電鉄を大成させた鬼才・小林一三は当初、宝塚歌劇団を本格的なオペラ・バレエ団にしようと、男性団員を募集したのです。100倍近い競争率をくぐり抜けて合格し、若き西野先生はバレエダンサーの道を歩み始めました。その後、1951年に本場ニューヨークのメトロポリタン・オペラ・バレエスクールに留学しました。これは当時としては画期的なことでした。帰国後大阪で西野バレエ団を設立しました。50歳になってから武道の道に入り、氣の武術を確立したのも、本格的なバレエのレッスンを通じて「足を創っていた」ことが基礎になっていたのです。

私は西野塾を辞め独立した時、西野先生が創った方法をいくつか変革しました。ひとことでいえば、骨の観点を取り入れて段階的にプロセスを経て学べるように方法化したのです。それは後に「骨と呼吸の勇﨑メソッド」として確立しましたが、天才・西野先生の下での修業がなければ、とても不可能なことでした。

82歳のパーキンソン病の女性がスタスタ歩いた

2000年に設立した湧氣塾は、西野塾とは対照的で一クラス10名から15名の少人数制にしました。基本的には一人ひとりを個別に近い形で指導できるようにしたのです。湧氣塾の出発点は、人間（からだ）は一人ひとり違うので、一人ひとりに合ったからだづくりを指導するという私の身体哲学、理念から始めたものだったからです。

もちろん恩師・西野皓三の教えは限りなく貴重なものでした。しかし、私にはもう一人、10代の末から10年以上にわたり教育者としての薫陶を受けた数学者である人生の師がおりました。その師からはいかに一人ひとりに合わせて教えることが大切かということを学んだのです。それで湧氣塾では、少人数制で基本的には一人ひとりのからだに合わせて指導することにしているのです。一人ひとりに合わせて指導することで、実際に20年を超える間にさまざまな成果を生み出してきています。例えば序章でも紹介したように、高齢者の集まるデイサービスで90歳を超える利用者さんたちの歩行改善にも大きな成果を上げることができました。

すると今度はパーキンソン病に苦しむ歩行困難なHさんが訪ねてきたというわけです。

パーキンソン病はドーパミンが減ることによって振戦（ふるえ）、動作緩慢、筋強剛（筋固縮）、姿勢保持障害（転びやすいこと）などの運動症状を起こす病気です。そして、現在のところ根本的にこの病気の治療法はないとされています。最先端の治療研究では、機能障害を起こしている筋肉に弱電流を流して治療するという方法が開発されています。しかし筋肉には電気を受容するコンデンサーがないので筋肉にコンデンサーを移植する動物実験を試みているという段階です。早くてもまだ10年以上かかる治療研究のようです。

Hさんのケースでは、幸い足の親指（の骨）の使い方をちょっと工夫するという簡単な方法で、歩行を劇的に改善することができました。Hさんは、パーキンソン病が悪化してからは一生遠出ができないかもしれないと思い始めていたそうです。それが足の親指の使い方を学んでから突如歩行が改善されたので、長い間行きたかった東京・世田谷の上野毛にある五島美術館に行ってきたそうです。Hさんは美術館に併設された斜面の多い庭も自分の足で思いのほか力強く歩けたと嬉しそうに話してくれました。

からだは、個人差はありますが、きちんとしたエクササイズとメンテナンスをすることで、改善、回復します。また、病気になってもその可能性の限りにおいて必ず多少なりとも改善は見られるものです。それは、どんなに些細なことでも、人間に希望と喜びを与えます。人生はいくつになっても、どんな状況にあっても、どこからでもからだを通して改善できるということが私の身体哲学のモットーなのです。そしてHさんが足の親指の使い方を工夫することで大きな成果を得られたことは、私にとっても、足の親指の重要性を再確認させてくれるという意味でも大きなことでした。

女性の素足

１９９３年に近藤四郎という日本一の足博士（人類学者、京都大学霊長類研究所初代所長）が『ひ弱になる日本人の足』（草思社）という本を出版しました。この本については、私はいくつかの本で紹介していますが、とても大切なことを詳しく書いてあるので、本書でも紹介します。見出し風に紹介すると、「裸足にならなくなった日本人」「歩かなくなった日本人に人類絶滅の兆しを見る」というのです。

人類学の世界では１００年以上前から「人間は歩くサル」か「走るサル」かという論争が続いてきました。１９９０年代初めは「歩くサル」論が圧倒的に強く、近藤博士はその旗頭のような人でした。解剖学的な実証研究も加え、堂々たる「人間は歩くサル」説を展開していました。私もそこから多くのことを学ばせていただきました。しかし、すべての研究には時の流れ、流行が加味されます。ここ20年程の間に変化が現れてきました。

前に紹介した、ダニエル・リーバーマンやスポーツジャーナリストのマクドゥーガルの『BORN TO RUN』等による、「人間は走るサル」説が急浮上してきたのです。

現在私は、「歩く」ことと「走る」こと、さらには「ジャンプする」ことを、別々の動きではなく、連続した動きと捉えています。しかし、近藤博士の日本人の足への思いは温かいので、そのまなざしや感受性はとても大切にしなければならないと思っています。例えば、アメリカの郊外の大学のキャンパスで、夏の間、女子大生の多くは裸足で歩いていると書いていますが、私は男性よりも女性の身体性、身体感覚の優位を日頃述べているだけに、そうした女子大生の行動を全面的に肯定したいと思っています。

私は近代オリンピックの標語が、女性が参加して久しいのに、いまだに「より速く」「より高く」「より強く」という3語のみなのはおかしいと思っています。なぜ「より優雅に」とか「より美しく」という標語がないのでしょうか。およそ40億年の生命史の最初の10億年はすべて「雌」でした。子供を産むのは女性だし、総合的には女性のからだのほうが生命力に溢れているし、フレキシブルでもあるのです。そろそろ戦う男の強さを競う身体性から、よりのびやかで豊かな女性の特性を生かした芸術的身体性に転換しなければならない時期にきているようです。

山本周五郎の短編に『三十ふり袖』という何度もテレビでドラマ化されている時代小説があります。江戸時代、真面目な足袋屋の主人嘉兵衛が人の紹介で、30歳直前で病身の母親の面倒を見ながら薬代にも困る細々とした生活をしている気立てのいいお幸という娘を妾として世話をすることになります。初対面のとき嘉兵衛は足袋職人らしく、懐から紙を出し、筆を持ってお幸に足を出すようにいいます。嘉兵衛はお幸の素足を膝の上にやさしく載せ、素早く足の型を取り、2度目に会った時に自ら創り上げた真っ白な足袋をお幸に渡します。お幸はその時、恥ずかしそうにしながらも、とても嬉しそうでした。しかし、妾宅に移り住んでから6ヵ月の間、嘉兵衛はお幸には指一本触れずに酒だけを飲んで帰っていきます。お幸は嘉兵衛の人柄に魅かれ出してはいるものの不安がつのります。お金だけをもらい何もしていないお幸にある日嘉兵衛からあでやかなふり袖が届きます。不安の中で過ごしていたお幸は婚期をのがした女があてつけられたかのように思い泣き崩れます。しかしその後、実は嘉兵衛は独身で、正式にお幸を正妻に迎えたいという意思表示だったと知り、今度は幸せの涙にむせぶのです。

この話は真面目で無口な足袋職人と30歳になる幸薄い気立てのいい娘のめぐり合わせを、その女性のやわらかい足を縁に上手に結び付けてあり、50年も前にテレビで見たドラマなのに忘れられずに心に残っていて、我ながら少し驚いています。

コラム[5]　身体哲学とは

カルチャーセンターなどで自己紹介をする時、「私は身体哲学者の勇﨑といいます」といいます。すると多くの人はキョトンとした顔をしています。お医者さんやスポーツトレーナーがからだの専門家だとは理解していても、身体哲学者とは何をしている人か見当がつかないのでしょう。そこで次に「私は骨と呼吸をベースにからだの使い方の実践研究と指導をしています」というと、少し安心したような顔をしてくれます。専門学校や講演やセミナーなどで指導する時も、身体哲学を説明しようとしてずいぶん苦労してきました。しかし、最近著名な学者が我が意を得たようなことを書いている文章を見つけました。運動、特に走ることに関して間違いなく世界の第一人者であるハーバード大学の進化人類学者ダニエル・リーバーマンが、最新刊『運動の神話』のエピローグでこう書いています。ちょっと長いですが、次に引用します。

私は、本書のための調査を行ない、執筆を続けるうちに、体の使い方に関する哲学は、人生の生き方に関する哲学と同じくらい有用だと確信するようになった。誰にとっても、良い人生を享受する機会は一度しかない。そして、人生の過ごし方を誤ってしまったと後悔しながら死にたい人はいないはずだ。その後悔には、体の使い方を誤ってしまったことも含まれる。体を使うことによる不快感を避けようとする古代からの根深い本能に従ってしまうと、老化が早まり、若死にする可能性が高まり、多くの病気や障害をもたらす慢性的な病気にかかりやすくなる。また、健康であることがもたらす、心身にみなぎる活力も経験できなくなる。確かに、運動は健康と長寿を保証する魔法の薬ではなく、運動をしなくても健康で長生きすることは可能だ。だが、私たちの進化の歴史のおかげで、生涯にわたって体を動かせば、七十代、いやそれ以上の時点まで健康を享受して最後を迎える可能性が劇的に高まる。（傍点筆者）

リーバーマンは身体哲学のことを過不足なく語ってくれています。ネットで検索していただければわかりますが、固有名詞として身体哲学という言葉を正式に使っているのはほとんど私だけです。身体哲学研究所は私の所だけです。

２０１６年、そのような訳のわからない「身体哲学」をネットで検索して、遠方から私を訪ねてきてくれた30代の女性がいました。その女性、黒坂志穂さんは現在広島大学大学院教育学研究科健康スポーツ科学講座の准教授ですが、以降も毎月のように湧氣塾にやってきて、私のメソッドを学んでいます。

彼女は元々水泳の選手でしたが無理な練習がたたって、20代後半にもかかわらず、からだにガタがきだしていたのです。彼女は当初、自分の属するスポーツサイエンスの技法でからだの調整をしようとしましたが、筋トレを主とするその方法ではどうにもならず、ダンスを試みましたがそれも上手くいかなかったそうです。そんな時、大学時代の哲学の授業で習った「哲学とは規制の知を乗り越え、より広い領域の知を開発することだ」ということばを思い出して「身体哲学」ということばを検索し、試しに挑戦してみようと思ったそうです。

黒坂さんは私の「骨と呼吸の勇﨑メソッド」を習い、たちまちからだの状態が改善され出したことに驚いたといいます。専門の水泳に関しても選手時代よりも楽に伸び伸びとしかも速いタイムで泳げるようになったのだそうです。彼女はいま、私のメソッドをベースにオリジナルのダンスを中心に新しい健康体操を考案、普及活動も行っている私の有能な弟子のひとりになりました。「身体哲学」はリーバーマンに限らず、心ある人には触発するものがあることばだと私は自負しています。

哲学には古い常識を疑い、新しい智恵を切り開くということの他にもうひとつ、

「オッカムのカミソリ」と呼ばれる部分があります。ウィリアム・オッカムという哲学者が、余計なものは全部はずしてもっとも重要なポイントを考えなさいといっているのです。つまり細かいことにはとらわれず「いま、ここでの問題は何なのか」と単刀直入に問題の本質を問い鋭い切り口を示すことが必要とされます。

そこで本書では、その教えにしたがい、「80歳を過ぎても足腰の衰えを心配せず元気に生きていく」にはからだのどこに注意して、どんなトレーニングをすればいいのかという問いに、ダイレクトに答えたいと思ったのです。

自動車の「足回り」と足のクッション

私は小学生の頃から、多くの男の子がそうだったように自動車が好きで、特に1960年代のヨーロッパの車に限りなく魅せられて少年時代を過ごしました。

まだ国産車がなんとか時速100キロから120キロを出せるようになった時代、ヨーロッパのスポーツカーは、軽く時速200キロを超えるスピードで風のように疾走していました。もちろん単に速さだけではなく、スタイルの美しさにも魅了されていました。上にはね上がる羽のようなドアが特徴的なベンツ300SLや、フロントラインが流線形に長く優雅に伸びたジャガーEタイプ、そして天才エンジニアにして天才設計者のフェルディナント・ポルシェが独力で開発したカブト虫形のポルシェ911といった車を目にすると、限りなく心ときめいたものでした。

私は高校1年生の時にバイクの免許を取り、すぐに大型バイクを乗り回すようになりました。18歳の誕生日には高校を休んで、四輪の免許を取りに行きました。その頃にバイクで時速200キロという速度感をサーキットで経験しました。

その後、40代になり、経済力がついてきた頃に初めて買った車がポルシェ911でした。最終的にターボチャージャーのものも含めて3台のポルシェに乗りましたが、ポルシェに乗って驚いたことは、時速200キロを出しても、驚くほど安定していたことでした。バイクで時速200キロを出した時はそれこそ命がけで車体にしがみついていたのがウソのようでした。何が違うかというと「足回り」の安定性が格段に違うのです。自動車の「足回り」とは、車のバランスそのもので、わかりやすくいうと、サスペンション、タイヤ、ブレーキ、それに少し詳しくいうと衝撃を吸収するそのものずばり「ショック・アブソーバー（shock absorber）」というハイテクノロジーを駆使したパーツがあるのです。

ポルシェは高速で走行中に急ブレーキをかけても、車体はほとんどブレることなく、すみやかに止まってくれます。近年の交通事故率の激減は、一般車の「足回り」が高級スポーツカー並みに改善されたことも大きく寄与しているのです。

序章でも触れましたが、この高級スポーツカーの絶妙な「足回り」と同じものが、じつは人間の「足回り」にも骨・関節の構造のクッションとしてちゃんと装備されているのです。それが、まず爪先であり、カカトを含む足首の関節（距骨の緩み）であり、足の甲のアーチであり、膝関節だというわけです。

下駄の響き

人類がいつから靴を履くようになったかは、じつは正確にはわかっていません。ギリシャ、ローマ時代には広くサンダルが履かれていました。サンダルは、第三章でメキシコのタラウマラ族がいまも愛用していると書きましたが、ギリシャ、ローマ時代から東洋でも重用され、１９３０年にインドの独立を導いたガンディーの有名な「塩の行進」の時も、彼は素足にサンダルを履いて歩きました。

一方、靴を履きだしたのは、中世にゲルマン民族が便利さのためというより、寒さを防ぐために履いたのが最初ではないかといわれています。

靴は寒さを防ぐことをはじめ、周りの環境から足を守る非常に重要なものですが、一方で近藤博士ではないですが、足が過保護のため虚弱になってしまったことも否めない事実でしょう。

私はここで日本人の伝統的な履き物として「下駄」のよさをいくつか挙げておきたいと思います。まず、素材が木であることが骨への過度な負荷を緩和させ、足の指および足首の関節への連動を促します。

下駄やポックリを履いて、ポコポコ、カランカランと歩いていると、必要以上に足の筋肉や腿を使わずに、腿や筋肉を緩めながら動くことができるようになります。イキな芸者が桐のような軽い下駄を軽やかに鳴らして小気味よく歩くかと思えば、花魁《おいらん》道中のように高さ20センチもある三枚歯の高下駄を履いて歩く独特なものもあります。江戸・吉原では、両爪先を内側に向け外側に大きく蹴り出すように八の字を描く歩き方で下駄の裏を見せて力強く歩きます。一方、京都・島原の花魁道中では、両爪先を内側に向けて八の字を描くような歩き方で、下駄の裏を見せないようにおしとやかに歩きます。

花魁道中のように、目一杯派手に見せる下駄の歩き方があるかと思えば、人形浄瑠璃の人形遣いは、20~50センチ以上の厚さの重い特殊な下駄を履くことで人形の存在感を出しています。ほとんどの人の目につかない重い下駄もあるのです。彼らの世界では「足遣い10年」という職人芸の厳しさを表すことばがあるのです。

スポーツシューズに気をつけろ!

日本人の足を象徴する文化として、下駄の話をしましたが、現代人にとっての足元、つまり靴の話をしておく必要があるでしょう。世界史における、正確に言えば西欧史における靴の発祥が中世のゲルマン民族によるものが定説だとは前述しましたが、靴は主に歩き心地より寒さ対策が第一で、その後、長く歩く時の保護として発達したようです。したがって、短靴よりもブーツおよび編み上げブーツが先に普及したようです。例えば山登り、トレッキングには足を保護するかなり重めのキャラバンシューズが一般にすすめられます。しかし、もう一方で例えば日本では裸足に近い草履で山歩きをします。修験者や比叡山の千日回峰行の行者はいまでも草履でかなり険しい山を歩き回ります。どちらもそれなりにメリットとデメリットがあります。

裸足を大切にする国は日本以外にもいくつかあります。東南アジアのタイ、カンボジア、ベトナムもそうですし、中東でもトルコ人は日本人のように家の中では靴を脱ぎます。中国でも、北部は寒いので家の中でも靴を履いていますが、南に行くと家の中では靴を脱ぎ裸足かスリッパを履きます。中国の靴は底が平らな布製のものが有名ですが、発祥は山西省平遥で３０００年前だといわれています。北米のネイティブアメリカンは、モカシンという裸足に近い感触を大切にしたバックスキンの靴を履いています。一方、西欧の国では革のブーツや編み上げ靴が中世以降の軍隊の強化と共に重用され、山歩きのキャラバンシューズにもつながってきているのでしょう。

親指や骨を重視する観点でいうと、足の保護を第一に考える革靴より、草履、裸足の良さを見直すことが重要だと思っています。

では日常的に靴を履いて現代社会に生きている私たちにとってどんな靴が望ましいのでしょうか。ここで多くの人が、近年人気が高いスポーツシューズがいいのではと思われるかもしれません。確かに、ナイキにしてもアシックスにしても人気商品をいくつも作っているし、トップアスリートに至っては、即タイム向上につながると必死により良いシューズを探しています。しかし、ちょっと待ってほしいというのが長年、足の骨を実践的に研究してきた私の立場です。

結論を言うと、現在人気のあるスポーツシューズは、科学技術の粋を集めて、人間の足にとっては過保護に作りすぎています。これはサポーターをつけているようなもので、中・長期的に考えると、足の骨を弱めてしまうケースが多いのです。

足の骨全体がひとつにまとまる特殊なソウル（靴の底）や「土踏まず」が微妙に盛り上がっていることなどで、歩きやすく、走りやすくできていますが、中・長期的に足の骨の構造を崩壊させて足を弱くします。実際、スポーツシューズを数年使ったアスリートにかなりの割合で足底腱膜炎が生じています。もっとはっきり言えば2〜3ヵ月履き続けるだけで足の甲のアーチが崩れてしまうのです。そこでアドバイスとしては底のフラットな素朴な形のシューズを選ぶことをすすめます。ようするに土踏まずの部分がふくらんでいない靴を選ぶことです。

また靴を選ぶ時の注意としては、ともかく自分の足の形に合った大きすぎない小さすぎない靴を選ぶことです。ブカブカで足が靴の中で動いてしまうのは最悪です。指の骨も甲の骨も変形してしまうからです。ここでも、指の骨、甲のアーチ、カカト・足首の安定した自在さが最重要です。

足のことば

長く哲学や歴史、文学に関心を持っていると、人間の残したことばの不思議に感心することも多くあります。人間のからだ、あるいはからだの知恵（身体知）の探求をライフワークにしようと決めた20代の半ば、はじめて立てたテーマは「言語と身体」でした。簡単に言えば、「からだ」にも「ことば」のような「文法（使い方の法則）」があるだろうということです。

しかし、ここでは難しい話をするつもりはありません。人間の残したさまざまなことば、つまり、「ことわざ」について少し考えてみたい、そして、最後にもっとも気になる「足のことば」について考えてみたいと思ったのです。

入り口に一番好きなことわざについて触れておきます。それは、ローマ時代の初代皇帝アウグストゥス（オクタビアヌス）が残したといわれるラテン語の「Festina Lente フェスティナ・レンテ」（ゆっくり急げ）という「ことば」です。

このことばは古くからヨーロッパでよく用いられてきました。一見矛盾するような両義的な意味を表しているところが興味深いです。ソクラテスが言ったといわれる「無知の知」というのも好きなことばです。本書のテーマに近い「からだことば」でいえば、「骨休め」などが心にしみてくることばです。日本のスポーツ界では、キツイ練習をさせすぎて、有能な将来性のある選手たちを早くつぶしてしまっているケースが目につきます。女子のマラソン選手などは走りすぎで疲労骨折したという話をよく聞きます。古いことばですが「骨休め」はとても大切なのです。

さて、本題の「足のことば」はどうでしょう。私が一番気に入っていて、なおかつ限りなく感心している「足のことば」は、「満足」と「足るを知る」ということばです。なぜ、この「満足」や「足るを知る」ということばに「足」が出てくるのかは謎です。

ここではその謎に少しだけ踏み込んでみたいと思います。先日テレビを見ていたら、新しく宮城野部屋を引き継いだ宮城野親方（元横綱白鵬）が相撲の基本稽古について説明していました。相撲では何よりも足腰が大切になるといって「四股《しこ》」について解説していたのです。「四股」とは相撲における動作のひとつで、力士が土俵の上で片足を高く揚げ、強く地を踏む所作のことをいいます。もとは醜足《しこあし》といった相撲の稽古における重要なもののひとつとされますが、他方で地を踏み鎮めるという宗教的意味もあります。

私は「四股」とは「主要な４つの関節」、つまり「腰」「膝」「足首」「爪先」の４ヵ所を表すと説明することもあります。「四股」はあて字で、本来の「醜《しこ》」には「強く恐ろしいこと」や「頑丈なこと」という意味があったといいます。ともかく、大地に「足」をしっかりとすえることが「直立二足歩行」を始めた人間の出発点であり、その生き方、状態が満ちるには足が欠かせないということではないでしょうか。

一日5分、正坐の効用

本書では、健康で満ち足りた安定したからだをつくるには、まず「足」がベースだということを言い続けてきました。第一章では、そのための足の親指のエクササイズを紹介しました。ほかに日常生活でできる方法をここで紹介したいと思います。

それは坐禅、ごく簡単にいえば一日5分、正坐をすることとなのです。私の「骨と呼吸の勇崎メソッド」の坐禅の基本は日本人に合わせた「正坐禅」です。伝統的な坐禅ではインド型あるいは中国型の結跏趺坐《けっかふざ》あるいは半跏趺坐が多いのですが（現在日本の禅宗の道場ではほとんど半跏趺坐です）、この本で繰り返し述べてきた足の3要素（爪先、カカト・足関節、足の甲のアーチ）を強化、矯正する坐り方には「正坐」が一番いいのです（ここでの正坐は、膝をそろえてたたむ一般的な正坐のことです）。

いまも根強い俗説に、正坐をすると足の形が悪くなる、足（足首、膝）を痛めるというものがあります。膝を痛めた人が整形外科の医師に正坐を厳禁されていると聞きます。足腰のトラブルということでいえば近年、股関節を痛めている中高年が急増しています。もともと亜脱臼気味の股関節を持つ人が多い日本人が椅子文化と運動不足により、急速に股関節の機能が衰えてきているのです。

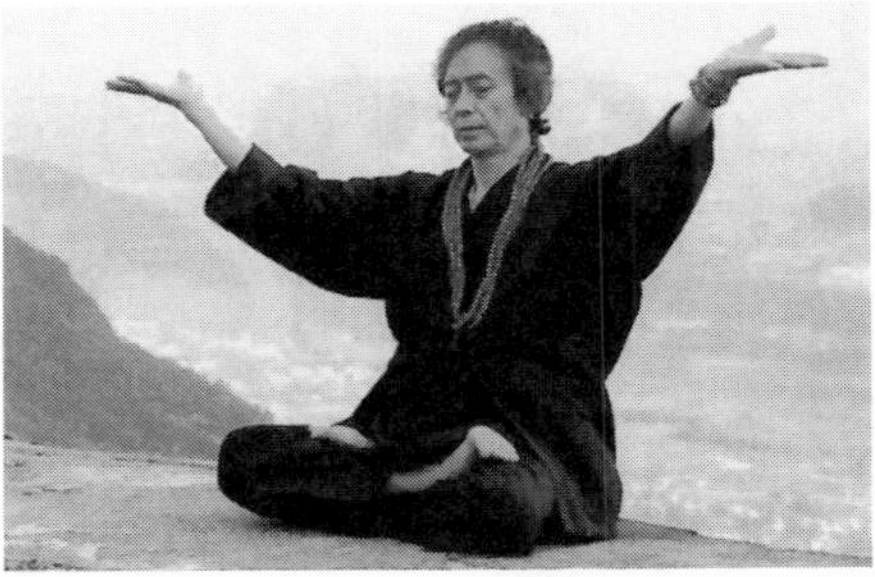

結跏趺坐する筆者

私は近代医学の進歩や治療の技術の向上には最大限の敬意を持っています。例えば股関節手術のこの10年の進歩はめざましいものです。したがって、股関節を痛めている方には早期の手術をすすめています。しかし、膝関節に関しては、大胆かつ素朴なようですが、きちんと足の骨の3要素の使い方を含めて正坐を教えると、ほとんどの人が見違えるように改善されます。プロと言われる医師やスポーツトレーナーの人の考えも、じつはしばしば偏見に満ちているのです。

膝や足首を痛め整形外科に行くと、ギプスやサポーターを使う過保護な状態を維持することが治療の基本だとされます。すると、関節を形成している骨は硬い状態に回復するきっかけを失ったまま、慢性的に虚弱な状態から脱却できません。骨を健全に育てるエネルギーは、まずからだの負荷、つまり適度な体重をかけることなのです。

「正坐」は、弱った足の骨の3要素をたちまち回復させてくれます。もちろん最初は多少の痛みを伴いますが、その程度の痛みが、回復へのわかりやすいバロメーターなのです。

私の道場に来て、私が付きっきりで指導すると、20～30分で、正坐ができなかった人のほとんどが、正坐ができるようになります。しかも、「正坐」は決して長い時間行う必要はありません。一日1回、5分間で十分です。しゃれではなく「10分で十分」です。

70歳を過ぎて体力が落ちて、30分歩くことを医師にすすめられた女性が、帰って来ると疲れてベッドに横になってしまうと聞かされたことがありました。私は彼女に、だまされたと思って、帰ってきたらベッドに横になる前に5分間正坐してみてくださいと言いました。すると、彼女は次の週、5分正坐をしただけで疲れも取れて、ベッドで休む必要がなくなったと驚いていました。「正坐」をすると、下半身の血液の流れが制限されるので、重要な臓器に血液がめぐり、呼吸が鎮まるので心身の調整にもなるのです。

こんな簡単で効果的な健康法を、イスが普及し、いろいろと便利な生活の中で、多くの日本人は忘れてしまっているのです。ここでも要点は足の指の骨なのです。

とっておきのエクササイズ

足の親指についていろいろと語ってきた本書もいよいよ終盤に近づいてきました。そこでここでは読者のために、誰でもできるとっておきのエクササイズを説明したいと思います。

このエクササイズは特に長時間椅子に坐っている時、新幹線などで長時間移動している時、海外に飛行機で行く時のエコノミークラス症候群の対策にも効果的です。

まず、足の骨の3要素を思い出してください。親指（爪先）と足首（カカトと距骨）と足の甲そしてその裏側の土踏まずです。順番は椅子に坐って膝を開き、最初に図aのように親指を下に曲げ少し負荷をかけます。次に図bのように親指を上に向け、カカトを上下に動かします。この準備運動を3回繰り返してください。

ここからが本番です。167ページの図cのように膝を開き、左右のカカトを後ろから前へと交互に回転させるのです。この時、回している足のカカトが反対の足の内くるぶし

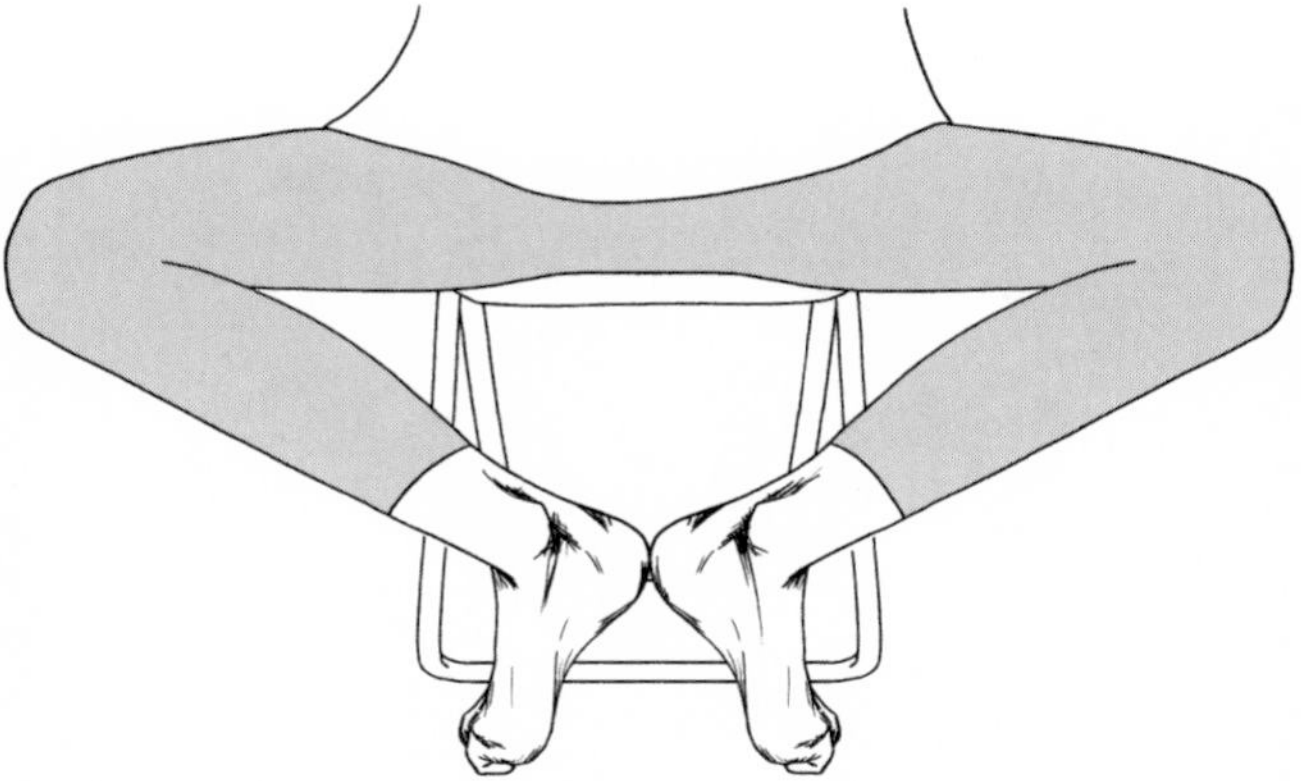

図a

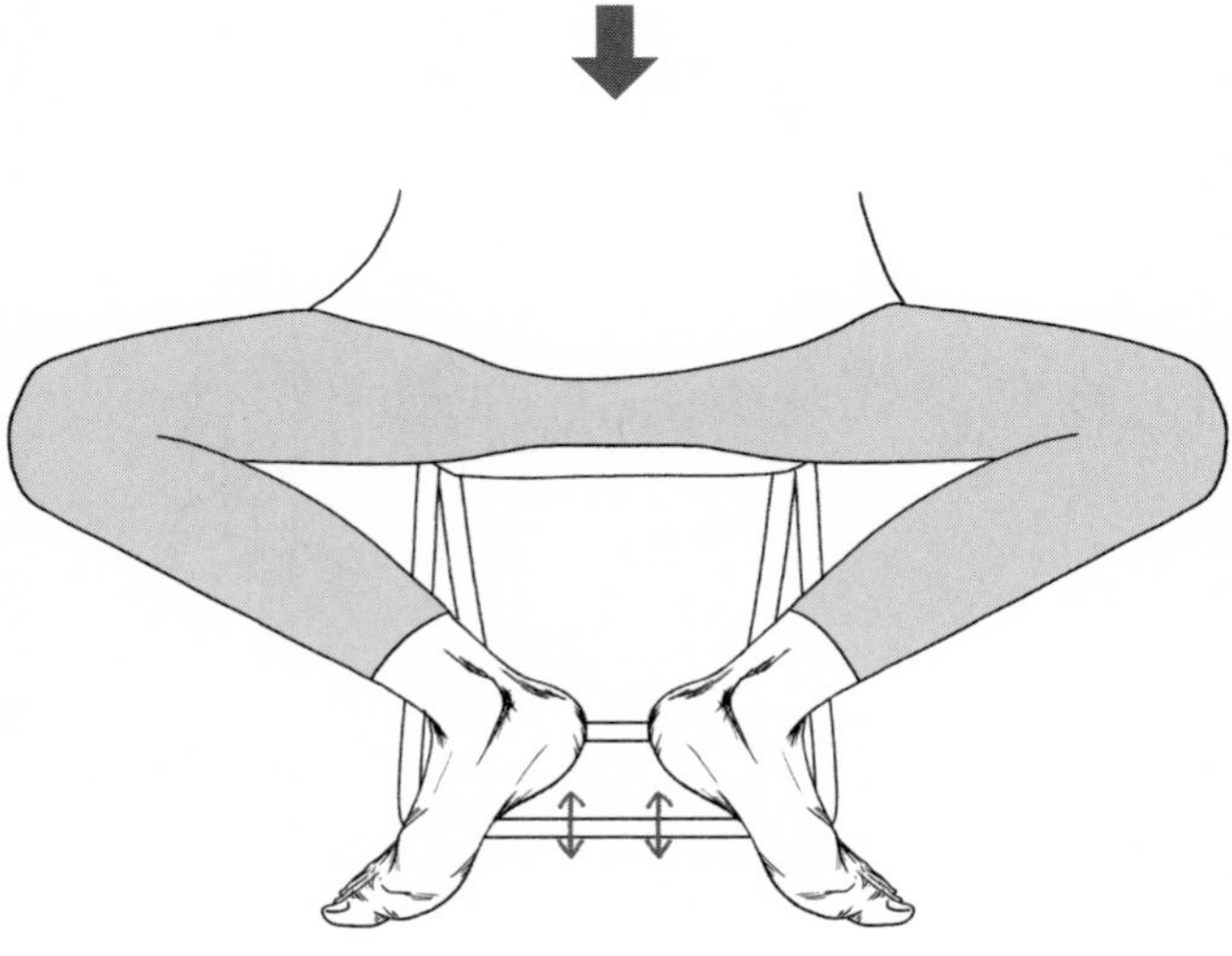

図b

に必ず触るように、またできるだけ大きな円を描くように回転させてください。

このエクササイズでは、カカトと反対の足の内くるぶしの「こすり合わせ」がとても大切です。足首の骨で一番重要なのは、これまで何度も強調しましたが、カカト（踵骨）の付け根にある「距骨」です。しかし、距骨はいわゆる「触れない内側の骨」なので距骨のすぐ上にあり距骨と連動して動いている「内くるぶし」（脛骨の先端）を反対のカカトでこすることがとても有効なのです。もちろんこの時も足の三要素の出発点である親指を意識してください。

また、特に秋冬は乾燥して足がガサガサして回しにくいという人も多いでしょう。その場合は保湿クリームをつけて回転させると、とてもスムーズにできるのでおすすめです。クリームは自分に合ったものであればなんでも結構です。

ちなみにスカートをはいていて椅子に坐った姿勢で膝を開いた形ができない場合は、膝をそろえた形でカカトで反対の足の内くるぶしをこするだけでも効果はあります（この時も、図a、bの準備エクササイズは必ず行ってください）。

坐っていて、気がついたら、カカトを回転させて、内くるぶしをこすり合わせているようになるというのが理想ですが、初めは習慣づけるために、15分おきくらいに1～2分行

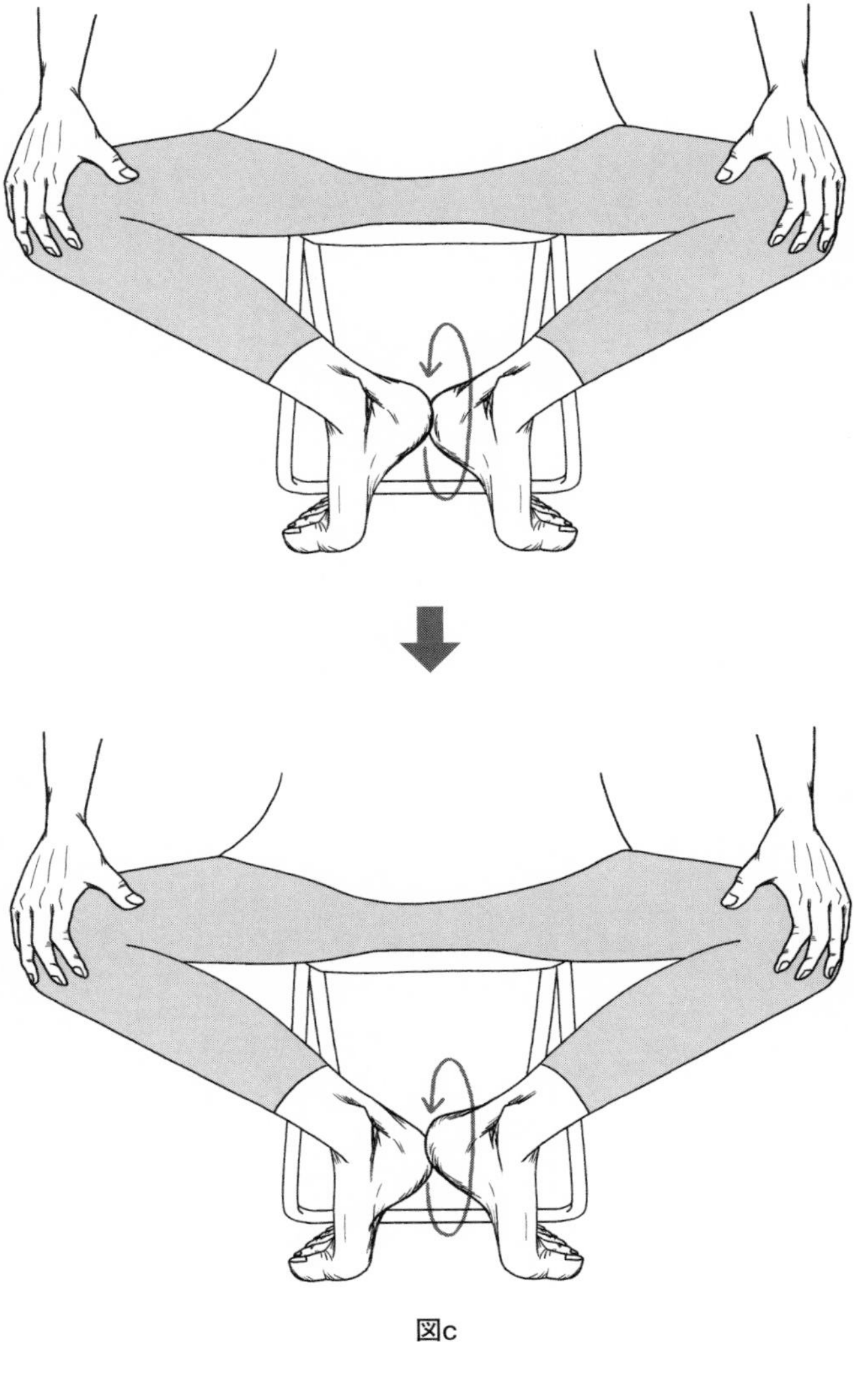

図c

うという感じで数回繰り返すようにしてください。これが身につけば、長時間坐っての作業、長旅、海外旅行でも安心して坐りながら足の骨の調整ができるようになり、「80歳の壁」もなんなく乗り越えられるでしょう。

コラム6 脳は身体のためにはたらいているのだ

私は2006年冬に『脳ひとり歩き時代』という本を上梓しました。現在東京大学教授で、脳科学の第一人者になっている池谷《いけがや》裕二さんも同じ頃、初期の出世作ともいえる『進化しすぎた脳』（講談社）を出版されていました。2007年の初頭に書店で私の『脳ひとり歩き時代』と池谷さんの『進化しすぎた脳』が並んで平積みにされていたのを記憶しています。

しかし、時代はまだまだ「脳の時代」で、脳科学者、茂木健一郎さんの本が飛ぶように売れていました。そして、現在、当時私が批判的だった『唯脳論』の養老孟司さんや「クオリア」の茂木健一郎さんは「脳より身体が人間にとって根源的だ」「脳還元主義はダメ」と、脳の機能より生き生きとしたからだやいのちのほうが大切だと言うようになりました。私の年来の主張に近くなってきたのです。

２０１９年には、『わたしは哺乳類です　母乳から知能まで、進化の鍵はなにか』（リアム・ドリュー著、梅田智世訳、インターシフト）というロンドン大学の神経生物学者が書いた書籍にも出合いました。その終わり近くで「脳は身体のためにはたらいているのだ」ということばに突き当たり、我が意を得たりと大変うれしくなったのです。

リアム・ドリューは最新の知見を基に、人間の脳が層をなす皮質によって成立しており、高度で知的だということが、大本から見直されているのだといいます。要点だけを述べると、例えば鳥類が核構造の脳を構築したのに対して、哺乳類がこの回路を層構造の皮質にまとめたとしても、その根本の能力はほとんど変わりない高度なものだというのです。ここでも進化生物学は人間至上主義（人間だけが特別だという考え）を相対化しているといえます。最後に先に触れた「脳は身体のためにはたらいているのだ」というくだりを、少し長く引用して終えたいと思います。

ある最近の冬の午後、ロンドンの灰色の空の下で公園に座ってランチをとっていたときのことだ。わたしの視線は、葉のすっかり落ちた頭上の木にいる一匹のリスに奪われていた。リスは木の梢を移動していた。まるで固い地面の上でスキップをしているかのように、枝から枝へ、木から木へと渡っていく。幹を駆けおりてきたもう一匹は、何かの堅い殻を前肢でつかみ、しばしのあいだ齧っていた。一瞬、リスは動きを止め、後肢で立ち上がった。そのままあたりを見まわして危険を探ると、垂直な幹を稲妻のように駆けのぼっていった。

樹上の我が家を軽々と跳ねまわっているあいだ、リスの脳はどれほどの情報の奔流を処理しているのだろう。その動きはなんと優美で、なんと統制のとれていることか。なんとわたしと違うことか。

木に登り、ものを食べ、あたりを探り、跳びはね、ほとんど飛ぶように頭上を移動するリスの姿を眺めていると、その脳が生活のニーズに応じてかたちづくられてきたことがありありとわかるような気がした。脳は身体のためにはたらいているのだ。われわれヒトがそれを引っくり返し、身体を脳のしもべと見なしているのは、なんともおかしな話だ。

おわりに

本書をお読みいただいた読者にお伝えしたいことは、足の親指の骨のスーパーパワーを誰にでもできる簡単な実践エクササイズを通して実感していただくことですが、その背景には、人間さらには動物にとっての「骨の大切さ」という大きな生物進化の文脈があります。

私が知っているなかで、いちばんスケールが大きな骨にからむことばは、シェークスピアの『ハムレット』に出てくる、「世の中の秩序が完全に崩れてしまった状況」を、「時間の関節がはずれてしまった」(The time is out of joint) といっているものです。関節とはもちろん骨をつないでいる要ですから、この「関節がはずれる」とは、その世界を作り上げていた「大本の構造が崩壊してしまう」ことです。これは何としても防がなければならない、あるいは、早急に修繕しなければならないでしょう。人間のからだの崩壊もなんとしてでも防がなくてはなりません。それには、頭でも筋肉でもなく骨そのものの強化しかないのです。

もうひとつ骨についてぜひとも付け加えておきたいことがあります。私はカルチャーセンターなどで骨のセミナーをする時、最初に参加者に200余りある人間のすべての骨の表面積はどれぐらいだと思いますかと質問します。するとほとんどの人は少し当惑したような顔になります。そこで次にヒントを出します。骨の構造を表した図を見たことがありますか？　薄い紙を何重にも巻き込んだような細い管（ハバース管）があるのを御存じですか？　と。さらにもう少し具体的な数字を挙げます。肺の中には肺胞という小さな粒のような袋があり、それをすべて広げると約60平方メートル、テニスコート1面ほどになるといわれています。そこで再び質問します。一人の人間の骨の表面積は全部でどれぐらいになるでしょうか。そうすると、ようやくある程度想像が働くようで「テニスコート3面ぐらい？」さらには、「もしかしたら10面ぐらいでしょうか」という人が出てきます。

そこで私はおもむろに答えをいいます。「答えは約50万平方メートル。日比谷公園3つ分です」（これはコラム④でも紹介した林泰史さんという骨研究の第一人者の『骨の健康学』という名著に書かれています）。骨はからだの内部に広大な深層構造としてはりめぐらされて、さまざまなからだの部分とつながり、私たちの生命を根源から支えているのです。

さて、本書の冒頭は精神科医・和田秀樹さんの近年話題になっている『80歳の壁』という本のタイトルを枕に書き始めました。そして80代・90代を元気に生きる極意のエクササイズを紹介してきたわけです。いま、この本を書き終えようとしている2023年2月に、私の一番弟子で「からだの学校・湧氣塾」の校長をしている森千恕の尊父が99歳10ヵ月で永眠されました。「80歳の壁」はほぼ誰でも突破できますが、「100歳の壁」は人間にとってなかなか厳しく険しいものなのでしょう。100歳まではまず生きるだろうと多くの人に思われていた瀬戸内寂聴さんも2021年に99歳で亡くなりました。しかし、いうまでもなく、人生は長く生きればいいというものではありません。一日一日を真摯に淡々と長い山路を登るように生きていくことが大切なのです。ただ、そのためにも足が強くないと長い山路を登っていけないのです。

本書は私の5冊目の本になります。青年期から温めてきたテーマで最初の本（『「阿修羅」の呼吸と身体』）を書き出してからほぼ20年がたちました。今回は講談社の田中浩史さんのよき助けを得て、難しいといわれてきた私の本の中ではかなりわかりやすく書けたのではないかと思っています。テーマも簡明だし、ページ数も少なくしてありますが、それなりに熱い思いで魂を傾けて書きました。ある意味では私の集大成の本だといってもいいかもしれません（もちろん、これからも書き続けますが）。

そんな本書をまず最初に、約1世紀の長きにわたって淡々と生き、よき教師であり、人の悪口を一切いわず、多くの人に愛され、私やからだの学校・湧氣塾のよき理解者でもあった稲垣栄三さんの霊に捧げたいと思います。そして、この本の出版にさまざまな形で力を貸してくれた湧氣塾のスタッフ、塾生の皆様に心から感謝いたします。

2023年3月

勇﨑賀雄

勇﨑賀雄

身体哲学者、身体哲学研究所所長、からだの学校・湧氣塾主宰。1949年東京生まれ。早稲田大学文学部卒業。西野バレエ団創始者、西野流呼吸法創始者西野皓三に師事し、呼吸法、武術（合気道・中国拳法）を修める。西野塾創設から16年間指導部長、教務部長を務める。独立後本格的な仏教行法の修行を続け、2000年にからだの学校（旧身体哲学道場）・湧氣塾、2008年に身体哲学研究所を創立。早くから「骨」と「呼吸」に着目し、哲学（身体論・市川浩）、形態学（三木成夫）、進化生物学、比較動物学などの研究を重ね「骨と呼吸の勇﨑メソッド」を確立。著書に『「阿修羅」の呼吸と身体』（現代書林）、『脳ひとり歩き時代』（河出書房新社）、『骨革命』（主婦の友社）、『50歳からは「筋トレ」してはいけない』（講談社+α新書）などがある。

講談社+α《プラスアルファ》新書　767-2 B

「80歳《さい》の壁《かべ》」を越《こ》えたければ
足《あし》の親《おや》指《ゆび》を鍛《きた》えなさい

勇《ゆう》﨑《ざき》賀《よし》雄《お》

2023年4月17日第1刷発行

発行者――――鈴木章一
発行所――――株式会社 講談社
東京都文京区音羽2-12-21 〒112-8001
電話 編集（03）5395-3522
販売（03）5395-4415
業務（03）5395-3615

デザイン――――鈴木成一デザイン室
カバー印刷――――共同印刷株式会社
印刷――――株式会社新藤慶昌堂
製本――――牧製本印刷株式会社

KODANSHA

定価はカバーに表示してあります。

落丁本・乱丁本は購入書店名を明記のうえ、小社業務あてにお送りください。

送料は小社負担にてお取り替えします。

なお、この本の内容についてのお問い合わせは第一事業局企画部「＋α新書」あてにお願いいたします。

Printed in Japan
ISBN978-4-06-531905-5